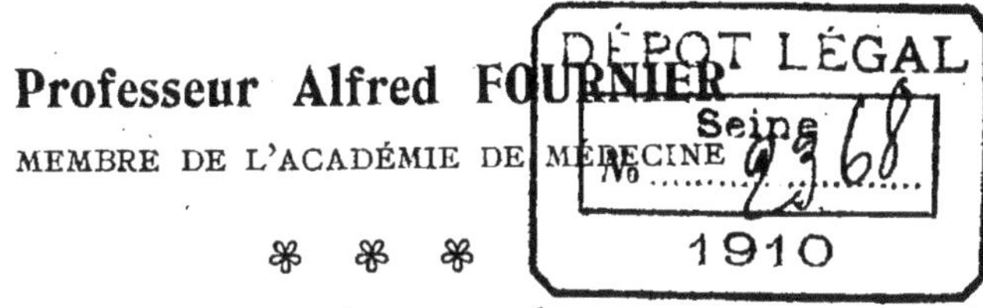

Professeur Alfred FOURNIER

MEMBRE DE L'ACADÉMIE DE MÉDECINE

✻ ✻ ✻

A PROPOS DE LA PROPHYLAXIE
ET DU TRAITEMENT DE

l'Hérédo-Syphilis

✻ ✻ ✻

Quatre fautes à ne pas commettre

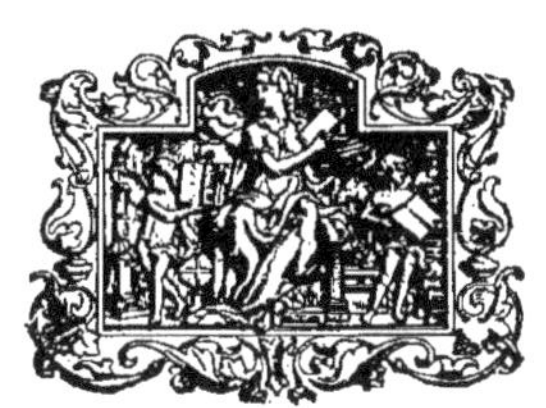

PARIS
LIBRAIRIE CH. DELAGRAVE
15, RUE SOUFFLOT, 15

A propos de la Prophylaxie et du Traitement

DE

L'HÉRÉDO-SYPHILIS

Je viens plaider en faveur des pauvres êtres que menace un héritage de syphilis.

Car j'estime et j'affirme même qu'on ne fait pas pour ces malheureux tout ce qui serait à faire, qu'on reste au-dessous des obligations qui seraient à remplir envers eux.

Accusant, j'ai devoir de préciser, et je précise tout aussitôt en disant :

Quatre fautes, à mon sens, sont commises à leur égard d'une façon courante :

La première (celle-ci très spéciale et étrange, puisqu'elle est une faute commise envers des êtres qui n'existent pas encore) n'est autre que l'acte même de **leur donner naissance**;

La seconde consiste en ceci : **Ne pas veiller à leur sauvegarde dès l'instant même où ils entrent dans l'existence**;

La troisième : **Ne pas les traiter en tant que syphilitiques, alors que leur état de syphilis (tout au moins probable) est attesté par les témoignages évidents de ce qu'on appelle les stigmates d'hérédo-syphilis;**

La quatrième : **Ne pas les traiter de la même façon et aussi longtemps que l'on traite les malades affectés de syphilis acquise.**

I

PREMIÈRE FAUTE :

PROCRÉATION COUPABLE

De ces quatre fautes, la première est d'ordre *moral* ; nous verrons cependant qu'elle n'est pas sans nous toucher indirectement, nous médecins.

Nul n'a le droit de nuire; c'est là un précepte de morale élémentaire. Donc nul n'a le droit de semer autour de lui la maladie, la douleur, la désolation et la mort. Or, que fait autre que cela l'homme qui, syphilitique, **procrée** en dépit de sa syphilis?

S'il ignore les dangers auxquels il expose sa progéniture et l'affliction qu'il prépare aux siens, c'est un homme qui *fait le mal inconsciemment.*

Mais, qu'est-il donc, à côté de cet inconscient, l'homme qui, connaissant son état et les dangers qui peuvent en dériver, procrée quand même, sans souci de ce qui en adviendra? Un *coupable,* dont l'acte mériterait même un qualificatif plus sévère.

On plaidera en faveur de cet homme les circonstances atténuantes. On dira « qu'il ne sait pas; que, n'étant pas médecin, il a le droit d'ignorer les conséquences de la syphilis et le mal qu'il fait ou qu'il peut faire, etc. ». Soit, je veux le croire et le crois, d'autant plus que plusieurs fois j'en ai eu la preuve, comme, par exemple, dans le cas suivant :

Une femme se présente à la clinique de l'hôpital Saint-Louis avec un enfant de 3 à 4 ans, sur lequel nous reconnaissons une kératite d'Hutchinson typique. Interrogée sur ses antécédents, elle nous raconte ceci : qu'elle n'a que cet enfant vivant, mais qu'avant lui elle a été éprouvée par *huit fausses couches* ou *accouchements prématurés* ayant toujours amené des « enfants moribonds qui s'éteignaient à peine nés ». Intéressé par ce récit, je le lui fais compléter, ce à quoi elle se prête en me racontant ce qui suit : qu'elle soupçonnait depuis longtemps la raison du « mauvais sort » qui s'acharnait sur toutes ses grossesses quand elle fut enfin fixée sur ce point, grâce à des conversations entendues à la dernière Maternité où elle avait fait ses couches; — qu'alors elle avait « confessé » son mari, « homme excellent d'ailleurs et tout aussi affligé qu'elle de cette hécatombe d'enfants » ; — qu'il lui avait fait l'aveu d'une syphilis antérieure remontant à ses années de service militaire ; — qu'elle l'avait alors forcé d'aller consulter un pharmacien de ses amis qui lui avait prescrit d' « admirables pilules » auxquelles elle devait sûrement la survie de son enfant actuel.

Soit dit incidemment, j'eus la curiosité de connaître la composition desdites pilules : c'étaient tout simplement des pilules de protoiodure suivant la formule Ricord. On les sait coutumières en pareille circonstance de pareils résultats. L'intérêt de l'observation n'est donc pas dans le bien qu'elles ont fait, mais seulement dans la naïveté, l'inconscience ou l'aveuglement de ce mari syphilitique, qui se sait syphilitique, qui n'est pas convaincu par huit morts d'enfants du pourquoi de tels accidents, et qui ne pense à se traiter que sur l'inspiration de sa femme!

Soit donc! je le répète, à côté de coupables, j'admets qu'il puisse y avoir place pour des naïfs, des inconscients, des ignorants surtout. Mais je profite de l'objection même pour en tirer une conclusion qu'on ne saurait me refuser : c'est que, si le public ignore ou peut ignorer de telles choses, il y a vraiment obligation pour le médecin à les lui apprendre, en vue de dissiper au profit de tous de si *dangereuses ignorances*. Coupables vraiment serions-nous de ne pas le faire. Ne pas le faire, serait manquer à ce qu'on peut considérer comme un devoir professionnel.

II

SECONDE FAUTE :

NE PAS VEILLER A LA SAUVEGARDE DE L'ENFANT, DÈS SON DÉBUT DANS LA VIE, PAR LE TRAITEMENT DIT « TRAITEMENT FŒTAL »

Influence bienfaisante pour l'enfant d'un traitement mercuriel de la mère (« traitement fœtal »). — Faits cliniques.

Mais le mal en question est fait, je suppose; c'est-à-dire un enfant vient d'être conçu dans les conditions précitées.

Cet enfant, nous savons le sort qui l'attend; c'est un enfant menacé et gravement menacé, voire menacé de mort le plus souvent, et cela à brève échéance. Or, qui cependant va s'en occuper, qui va en prendre souci? Personne habituellement; personne, sinon pour la totalité, au moins pour la très grande majorité des cas. Et ce sera là la seconde faute que j'ai à signaler.

Faute très habituelle, je le répète et ne saurais assez le dire, et grande faute. Car, s'il est en médecine des vérités démontrées, ce sont à coup sûr les quelques suivantes, à savoir :

1° Que l'enfant menacé d'hérédité syphilitique est un enfant en grave danger. Chacun sait en effet qu'abandonnée à elle-même et sans traitement la syphilis traduit son influence héréditaire par les plus lamentables résultats : avortements; — accouchements avant terme d'enfants morts ou moribonds; — naissance d'enfants étiolés, chétifs, dystrophiés, infectés de syphilis, destinés le plus souvent à une mort rapide; — et, de plus, répétition possible, fréquente même, de résultats semblables au cours de plusieurs grossesses. C'est ainsi qu'on a vu des femmes syphilitiques ou même des femmes saines conjointes à des maris syphilitiques aboutir deux fois, trois fois, quatre fois, cinq fois, six fois, sept fois, voire davantage encore, soit à l'avortement, soit à l'expulsion avant terme d'enfants morts ou moribonds.

2° Mais, d'autre part, ne sait-on pas également que ces accidents désastreux de l'hérédo-syphilis trouvent un correctif puissant dans le traitement spécifique dont les effets sont souvent des plus remarquables, plus remarquables même parfois que dans la syphilis acquise (1).

(1) L'importance de ce traitement a été énergiquement rappelée ces derniers temps par le Dr Audistère dans une communication vraiment mémorable faite à la Société de Médecine de Paris en février 1908.

« Le traitement spécifique, disait notre distingué confrère,

3° Et enfin — notion toute spéciale — ne ressort-il pas de l'expérience que, dans les cas où

---

est de la plus haute importance dans l'hérédo-syphilis. De lui dépend, non seulement l'état immédiat du sujet, et souvent sa vie, mais encore son développement ultérieur, physique et intellectuel, l'intégrité de son squelette, de ses viscères et surtout de son système nerveux.

« La syphilis, en effet, nous le savons bien aujourd'hui, a une influence considérable sur la nutrition et le développement de tout l'organisme. Elle a aussi une influence certaine sur l'établissement d'un grand nombre de processus pathologiques. Et cette influence morbide, seulement soupçonnée il y a quelques années encore, est peut-être plus grande, plus longue et plus étendue que nous ne le supposons. La question des lésions et des maladies dites parasyphilitiques s'agrandit chaque jour, aussi bien pour la syphilis héréditaire que pour la syphilis acquise. Certains médecins ne prétendent-ils pas en effet que l'hérédo-syphilis peut engendrer des maladies nerveuses, tabès, paralysie générale et autres, tout comme la syphilis acquise?... Ne va-t-on pas jusqu'à prétendre que la troisième et peut-être la quatrième génération souffrent encore de la syphilis de leurs ancêtres?...

« Toutes ces questions sont de la plus haute importance autant pour l'avenir de l'individu isolé que pour l'avenir de la race. Si la syphilis héréditaire est responsable, même d'une façon indirecte, de tout ce qu'on lui attribue, en plus de ce qui est prouvé, il y a là une véritable *question sociale*, une *question humaine*, etc. »

L'initiative de M. le Dr Audistère a eu pour heureux résultat de soulever une discussion générale sur le traitement de l'hérédo-syphilis à la Société de Médecine de Paris, discussion où plusieurs communications importantes (dues surtout à MM. les Drs Antonelli, H. Barbier, Ozenne, Verchère, etc.) ont été particulièrement remarquées. — Le lecteur qu'intéressent ces questions spéciales aura profit à lire toute cette discussion.

une femme se trouve enceinte d'un enfant menacé, de par les antécédents paternels, d'hérédité syphilitique, le traitement syphilitique de la mère constitue pour cet enfant une sauvegarde d'un ordre particulier, sauvegarde réelle et bienfaisamment puissante.

Cette dernière considération doit trouver précisément sa place dans ce paragraphe. Voyons sur quel ordre de témoignages elle repose.

I. Tout d'abord, les faits cliniques. — A titre de spécimens de ce genre, je produirai les quelques faits suivants, essentiels à connaître pour la question.

Le Dr Ribemont-Dessaignes est consulté par un jeune ménage dans les conditions que voici : le mari a été affecté de syphilis il y a une dizaine d'années, et cette syphilis, il l'a fort négligée ; la jeune femme est déjà devenue enceinte *quatre fois*, et, bien que vigoureusement constituée, jouissant d'une excellente santé, restée indemne de toute contamination spécifique, elle n'a pu mener ses grossesses à terme. Derechef la voici enceinte depuis quelques semaines. Après long examen, M. Ribemont ne trouve d'autre explication à ces quatre fausses couches que la syphilis du mari. En conséquence, il prescrit un traitement spécifique à la jeune femme ; et ce traitement, constitué par l'administration alterne de pilules de protoiodure et de sirop de Gibert, est continué régulièrement pendant toute la durée de la grossesse.

Résultat : Accouchement à terme d'un bel enfant, qui est âgé aujourd'hui de deux ans et demi et qui n'a jamais présenté le moindre accident de syphilis.

Aussi bien, l'année suivante, une nouvelle grossesse s'étant produite, le mari, encouragé par le précédent résultat, institua-t-il à nouveau et de son propre chef le traitement qui avait si heureusement réussi une première fois.

Résultat : cette fois encore, accouchement à terme d'un gros garçon, qui, à l'heure actuelle, jouit d'une santé parfaite.

Autre fait :

Un jeune homme contracte la syphilis en 1881. Je le traite pendant cinq mois, puis je ne le revois plus. — En 1883, il se marie.

Une première grossesse amène un enfant, qui succombe à neuf jours, « par faiblesse congénitale ».

Une seconde donne un enfant qui, dès la cinquième semaine, est criblé de syphilides, dépérit, tombe dans le marasme et meurt.

Désolé, le mari revient alors à moi, m'amenant sa jeune femme qui commence une troisième grossesse. J'examine cette femme, que je trouve, d'une part, absolument indemne de tout accident spécifique, et, d'autre part, bien portante, bien constituée.

J'institue pour elle un traitement spécifique qui est continué pendant tout le cours de la grossesse.

Résultat : accouchement à terme d'un bel enfant absolument indemne. Cet enfant, qui a aujourd'hui quatre à cinq ans, jouit de la meilleure santé.

Un troisième cas, que j'emprunterai à mon ami et cher collègue, le Pr Pinard, se résume en ceci :

Femme saine se mariant en seconde noce à un sujet syphilitique. Quatre grossesses en cinq ans se terminent toutes par avortement ou accouchement prématuré, avec enfants macérés. Nul traitement jusqu'alors.

Survient une cinquième grossesse. Cette fois, traitement mercuriel à dater du deuxième mois et demi. Accouchement à terme, enfant vivant.

Quatrième cas :

Un jeune homme contracte la syphilis, s'en traite deux mois seulement, et, n'éprouvant plus nul accident, se marie quelques années plus tard. — Sa femme reste indemne; mais, devenue enceinte six fois, elle *avorte six fois*, et cela sans la moindre cause appréciable. — Au cours d'une septième grossesse, elle est soumise au traitement spécifique, et amène un enfant vivant et sain, enfant que j'ai surveillé jusqu'à l'âge de huit ans et sur lequel je n'ai jamais reconnu le moindre accident suspect.

Cinquième cas :

Une jeune femme, mariée à un homme syphilitique, mais toujours restée indemne d'accidents spécifiques, devient grosse neuf fois. Dans ses huit premières grossesses elle ne se traite pas, et *avorte huit fois*.

A la neuvième, enfin, on se résout à la traiter par des frictions mercurielles.

Résultat : elle accouche à terme d'un enfant vivant, sain et de très bonne apparence.

*
* *

Influence bienfaisante pour l'enfant d'un traitement mercuriel de la mère (suite). — Alternance possible de grossesses heureuses ou malheureuses suivant l'intervention ou la non-intervention d'un tel traitement. — Succès prodigieux observé dans un cas de syphilis maligne.

Cette influence bienfaisante du traitement mercuriel de la mère au cours de la grossesse ressort encore — et cela d'une façon non moins démonstrative, mais plus originale — d'un autre ordre de cas que je ne ferai que signaler ici, à savoir de ces cas si curieux, si étonnants, où l'on a vu des femmes syphilitiques ou mariées à des sujets syphilitiques aboutir alternativement à des grossesses heureuses ou malheureuses suivant l'intervention ou la non-intervention du traitement mercuriel au cours de la gestation. Des faits de ce genre sont péremptoires, et plusieurs ont été cités par de sérieux observateurs. On les a mis en doute autrefois; mais, il n'y a plus personne aujourd'hui pour les récuser (1).

(1) Telle est la célèbre observation de Turhmann, qui est et restera un prototype du genre. Cette observation se résume en ceci :

Et même je vais plus loin. Dire que la pratique qui consiste à traiter l'enfant par la mère est très généralement suivie des plus heureux effets n'est pas suffisant, me semble-t-il. Dire plus que cela ne sera que justice et il convient

---

Femme syphilitique devenant enceinte onze fois.

Au cours des sept premières grossesses, pas de traitement. — Résultat de ces sept grossesses : sept enfants syphilitiques qui, tous, succombent.

Au cours de la huitième et de la neuvième grossesse, intervention du traitement spécifique. — Résultat : deux enfants vivants et sains.

Dixième grossesse. — Pas de traitement. — Accouchement d'un enfant syphilitique, qui meurt de syphilis.

Onzième grossesse. — Reprise du traitement. — Enfant né vivant et restant sain.

Un cas de même ordre a été relaté par W. Taylor et mérite mention (par analogie) en ce que, dans celui-ci, l'alternance a dérivé d'une influence thérapeutique s'exerçant non pas sur la mère, mais *sur le père*.

Le voici, sommairement :

« Un homme syphilitique, marié à une femme saine, commence par avoir un enfant mort-né, probablement syphilitique.

« Alors, il se traite. — Second enfant, qui naît sain.

« Alors, il ne se traite plus. — Troisième enfant fortement syphilitique.

« Alors, il se traite à nouveau. — Quatrième enfant, sain. »

Enfin, qu'il me soit permis de citer encore cet autre cas, emprunté à mes notes :

Mari et femme syphilitiques. — Quatre grossesses.

Au cours de la première et de la troisième grossesse, la jeune femme est laissée sans traitement et avorte.

Au cours de la seconde et de la quatrième grossesse, elle

d'ajouter qu'on l'a vue réaliser parfois, au point de vue de l'hérédité, les effets les plus énergiques et les plus inattendus.

En aucun cas, l'admirable remède qu'est le mercure ne se montre plus admirable qu'en tant que *correctif de l'hérédité syphilitique*.

Qu'on en juge par le cas suivant, que j'ai vu, de mes yeux vu, et que j'ai vraiment devoir de citer en raison de l'enseignement qu'il contient.

Une jeune femme d'une vingtaine d'années entre au service de clinique de l'hôpital Saint-Louis, dans un état alarmant qui se caractérise ainsi :

D'une part, elle est affectée d'une syphilide papulo-tuberculeuse, qui, littéralement, lui

---

est traitée par les frictions mercurielles et l'iodure de potassium ; elle amène à terme deux enfants vivants et sains.

Cela est tellement vrai, j'entends l'influence mercurielle est si puissante sur le produit de conception, et, d'autre part, cette influence, par malheur, est susceptible de se dissiper si rapidement, que je me chargerais presque (si l'expérience n'était profondément immorale) de faire faire à une femme syphilitique alternativement des enfants sains et des enfants syphilitiques, suivant que je la traiterais ou ne la traiterais pas. Mais cette expérience, qui n'est pas réalisable sur l'espèce humaine, le sera peut-être quelque jour sur les animaux. Comme elle serait majeure et des plus instructives, je la recommande à l'attention des expérimentateurs.

crible tout le corps et à laquelle s'adjoint tout un cortège de manifestations de même nature : éruption confluente de grosses croûtes dans le cuir chevelu ; — alopécie très intense ; — syphilides ulcéreuses de la bouche et des amygdales ; — gros glandage cervical ; — syphilides vulvaires confluentes, de forme hypertrophique ; — périostites frontales ; — périostites tibiales ; — et j'en oublie.

D'autre part, état général fortement affecté ; accablement, prostration voisine de l'habitus typhoïde ; — état fébrile continu, avec exacerbations vespérales ; — céphalée violente et même certain degré de stupeur typhique.

Et, en troisième lieu, grossesse !

Nul traitement, « par misère », n'a été suivi jusqu'à ce jour.

En somme, donc, grossesse au début d'une syphilis maligne précoce, avec état général grave et typhose syphilitique.

Bref, l'état était tel que, dans une conférence faite à mes élèves sur ce cas, je leur disais ceci : « Pour la mère, j'espère bien la sauver, car j'ai dans mon jeu deux atouts en sa faveur : le mercure et la bonne santé antérieure de cette femme. Mais, pour l'enfant, c'est une autre affaire ; j'avoue qu'il me semble bien compromis ; d'autant que besoin n'est pas d'une syphilis maligne pour avoir raison de ces malheureux petits êtres. Verra-t-il le jour? Et, si oui, pour combien de temps? »

Eh bien, je me trompais. Qu'arriva-t-il en effet?

C'est que — contre toute attente — la fausse-couche fut évitée;

C'est que — contre toute attente — la grossesse vint à terme;

C'est que — contre toute attente — l'enfant naquit vivant, survécut, et survit;

C'est enfin, — encore contre toute attente — qu'il resta indemne de syphilis, et cela du moins jusqu'à son sixième mois, époque où, bien malheureusement, la mère voulut absolument quitter l'hôpital et où nous la perdîmes de vue ainsi que son enfant.

Eh bien, sans autre commentaire, je déclare ceci, moi praticien : un enfant engendré par un père en état de syphilis virulente, lequel en ce même moment transmet la syphilis à la mère future de cet enfant; — un enfant qui se développe dans le sein d'une mère affectée d'une syphilis maligne précoce, que compliquent en surplus des accidents fébriles de forme typhique; — un enfant qui, en dépit de toutes ces détestables conditions, naît vivant et à terme; — qui survit, et qui (du moins jusqu'à son sixième mois) reste exempt du moindre symptôme syphilitique; — tout cet ensemble constitue pour moi quelque chose de *stupéfiant*, d'*extraordinaire*, de *prodigieux*.

Or, comme en toute évidence c'est au mercure seul que peut être rapporté ce prodige, je ne manque pas d'en faire honneur au mercure; et l'on conçoit dès lors quelle confiance je suis conduit à accorder au mercure en tant que *modificateur*, en tant que *correctif de l'influence malfaisante qu'exerce l'hérédité sur le produit de conception* (traitement fœtal).

Je pourrais poursuivre la démonstration en instance. Je pourrais, par exemple, citer ici quantité d'observations d'un autre ordre, témoignant qu'à la suite de ce même traitement maternel institué dans les mêmes conditions on a vu *faire défaut tels ou tels accidents* qui s'étaient produits au cours de grossesses antérieures laissées sans traitement, tels que : *hydramnios; — altérations placentaires; — dystrophies fœtales, hydrocéphalie* notamment, etc. — Mais, en vérité, ce *supplément de preuves* me paraît *inutile*, et j'ai le droit de croire faite la démonstration que je poursuis.

D'autant que l'office bienfaisant d'un tel traitement n'a guère été sujet à contestations. Par une heureuse et rare exception on est tombé d'accord presque d'emblée sur cette question de thérapeutique spéciale. Comme je vous le disais au début de cet exposé, la quasi-unanimité des accoucheurs et des syphiligraphes admet l'influence préventive du traitement mercuriel de la mère sur les dangers émanant pour le fœtus de l'infection paternelle. Je suis heureux en particulier de vous dire que les maîtres actuels de l'obstétrique, MM. Pinard, Budin, Porak, Bar, Ribemont-Dessaignes et tant d'autres avec qui j'ai maintes fois et dernièrement encore causé de cette question, professent une opinion absolument identique à celle que je viens de développer.

Si bien qu'on peut ériger ceci en règle de pratique :

Alors qu'une femme est enceinte d'un enfant menacé, de par les antécédents paternels, d'hérédité syphilitique, le traitement syphilitique de la mère, bien que saine, constitue pour cet enfant une sauvegarde réelle et puissante, dont il y a indication précise et formelle à le faire bénéficier.

*
* *

Pratique cependant peu usitée. — Pourquoi? — Parce que, excellente pour l'enfant, elle est compromettante pour le mari.

Fort bien, pour la théorie! Mais de fait, en pratique et dans l'état de choses actuel, le fœtus profite-t-il souvent de cette bienfaisante sauvegarde? — Ah! pour cela, non, répondrai-je. — Non? Mais comment, mais pourquoi? — C'est que vraiment on n'a recours audit traitement que dans des conditions assez rares ou tout au moins relativement rares. Vous allez me comprendre.

Oh! sans doute on n'en refuse pas le bénéfice à l'enfant dans un certain nombre de cas, mais de cas spéciaux, où l'on serait *coupable*, vraiment *coupable* d'agir autrement; — dans les cas, par exemple, où la syphilis s'est attestée d'une façon désastreuse par toute une série d'avortements ou de morts d'enfants; — comme aussi dans ces cas (combien rares d'ailleurs!) où un père syphilitique vient confesser ses antécédents de syphilis au médecin en le priant d'intervenir au mieux des intérêts de sa progéniture. Exemple du genre :

Un monsieur inconnu de moi se présente à mon cabinet et m'aborde ainsi : « Monsieur le docteur, je viens réclamer vos bons offices en de tristes circonstances. J'ai eu le grand tort de me marier il y a quelques mois, car je n'étais pas guéri d'une syphilis encore récente. Je m'étais bien juré de n'avoir pas d'enfants avant la fin de mon traitement; mais hélas! la chair est faible. Bref, ma jeune femme m'a annoncé ces jours-ci qu'elle se croyait enceinte. Cet événement, qui en toute autre circonstance serait une joie pour moi, me cause une inquiétude extrême. Je crains pour mon enfant; je le vois déjà syphilitique, et je viens vous demander s'il n'y a pas moyen de le sauver (lisez : et de me sauver en même temps du scandale qu'un enfant syphilitique apporterait dans mon ménage).

Que fis-je? Rien que de très simple. Je mis en œuvre le traitement de l'enfant par la mère, et j'eus plein succès. L'enfant est venu à terme, il a aujourd'hui une dizaine d'années, n'a jamais eu d'accidents syphilitiques et se porte à merveille.

Or, oui, dans les cas de cet ordre, on a recours au traitement du fœtus par la mère. Mais, en dehors de tels cas, où l'on a, pour ainsi dire, *la main forcée*, cette pratique est vraiment peu commune. Elle n'est pas ce qu'elle mériterait d'être, ce qu'elle devrait être, c'est-à-dire une méthode courante, usuelle, à l'ordre du jour. Et de cela voici la preuve :

Sur 100 femmes qui, du fait d'un mari ou d'un amant syphilitique, viennent dans nos hôpitaux soit avorter, soit accoucher d'enfants syphilitiques, *combien* en est-il qui aient suivi au cours de leur grossesse un traitement préventif en faveur du fœtus? Oui, je vous le demande, combien? J'ai fait ce dénombrement spécial plusieurs fois pour mon éducation personnelle, et je ne suis jamais arrivé jusqu'à *dix*. Et cependant nombre des femmes en question, soit de par la connaissance qu'elles avaient de la syphilis de leur mari, soit par de précédentes et quelquefois nombreuses fausses couches, savaient bien le danger qui menaçait leur enfant. Pourquoi donc en pareil cas le non-recours à une méthode rationnelle, connue, tout indiquée, et qui sans doute eût fourni d'excellents résultats?

Eh bien, quand on recherche ce pourquoi (comme je l'ai fait en maintes occasions), on se heurte à toutes pauvres raisons, telles que les suivantes que je n'imagine pas, je vous assure, et ne ferai que reproduire textuellement : « On n'y a pas pensé »; — ou bien : « on ne savait pas »; — ou bien : « il était trop tard, la grossesse était trop avancée pour qu'on eût rien à espérer d'un traitement quelconque »; — ou bien encore : « on croyait la mauvaise veine épuisée »; — ou bien encore : « on n'a pas osé effrayer la mère par une intervention de cette nature », etc., etc. — Toutes échappatoires derrière lesquelles se dissimule le plus souvent la vraie raison que, bien entendu, on ne dit pas.

Et cette raison, c'est, vous l'avez deviné, que ladite méthode n'est pas du goût des maris. A juste titre, les maris s'en méfient, la jugeant compromettante, et compromettante parce que *révélatrice*.

La preuve en est que, dans les cas mêmes où quelques-uns acceptent la méthode en question, ceux-là mêmes ne manquent guère, pour la plupart au moins, d'ajouter comme post-scriptum la recommandation suivante à notre adresse : « Au moins, docteur, faites-moi la grâce de ne pas dire à ma femme quelle infâme drogue vous allez lui donner. Cela l'effraierait et me mettrait en mauvaise posture vis-à-vis d'elle (1). »

Au reste, les maris ne se font pas illusion en l'espèce. J'entends encore l'un d'eux, par exemple, qui avait fini (non sans peine) par accepter le traitement en question, me dire : « Soit! docteur, je vous obéirai et je ferai pour mon enfant ce que vous me dites être mon devoir; mais convenez que votre procédé est un excellent prétexte à *divorce*, et à *divorce en faveur des femmes contre leurs maris*.

---

(1). Ce qui, soit dit incidemment, montre bien que le procédé usuel, qui consiste en pareil cas à administrer à la femme le mercure déguisé sous un pseudonyme honnête, est inférieur moralement au procédé de l'aveu complet, loyal et franc du mari, procédé qui dispense de telle comédie. C'est ce dernier parti que j'ai toujours recommandé dans mes cours, sauf pour certains cas très spéciaux. Mais cette question ne rentre pas dans le sujet actuel et je ne la discuterai pas ici.

Il avait raison, et je n'avais pas tort. Comme résultat, — cela seul importe — nous fûmes tous deux récompensés par la naissance à terme d'un enfant qui survécut.

C'est qu'en effet, tel est bien, au total, le procédé : *excellent pour le fœtus, compromettant pour le mari.*

Et voilà pourquoi se trouve sacrifiée le plus souvent une méthode qui, je le répète une dernière fois, pourrait constituer pour l'enfant *la plus* utile des sauvegardes.

III

TROISIÈME FAUTE :

MÉCONNAISSANCE DES STIGMATES D'HÉRÉDO-SYPHILIS

Avec cette question nous voici arrivés au point capital de notre sujet. Je réclame donc ici toute l'attention de mes lecteurs en m'excusant près d'eux des détails techniques dans lesquels je vais être souvent obligé d'entrer.

D'un mot je ferai comprendre d'emblée l'intérêt de la question que nous allons étudier.

Un hérédo-syphilitique reconnu tel, c'est-à-dire reconnu hérédo-syphilitique, est par cela même, *ipso facto*, un sujet *à demi sauvé*; — sauvé, d'abord, quant aux accidents syphilitiques qu'il peut avoir, puisque sa syphilis reconnue sera nécessairement combattue par le traitement mercuriel, dont l'action puissamment répressive n'est plus à démontrer; — sauvé, d'autre part, ou en passe de l'être, quant aux conséquences possibles de son hérédité, c'est-à-dire quant à son développement physique et intellectuel, à sa croissance, à ses aptitudes morbides, à son hérédité même (*hérédité seconde*) à laquelle il faut toujours penser.

L'histoire d'un petit malade longtemps observé par le Dr Audistère est tout à fait instructive à ce point de vue; je vous la reproduirai en quelques mots :

« Depuis plusieurs années, raconte notre honoré confrère, je surveillais un enfant qui me paraissait être bien probablement un hérédo-syphilitique. Né d'un père alcoolique et presque certainement syphilitique, il se développait mal. A neuf ans, il avait la taille et l'aspect d'un enfant de six à sept ans; il était petit, malingre, rabougri; il parlait mal, bredouillait; il avait les plus grandes difficultés à suivre les classes enfantines, etc. Bien des fois j'avais pensé à essayer sur lui un traitement spécifique, mais l'absence de toute preuve d'hérédo-syphilis m'avait toujours fait différer. Enfin, *par bonheur*, il fut pris en janvier 1907 d'un onyxis au gros orteil, onyxis que je traitai d'abord par une médication simple, mais sans succès. Cela me décida à prescrire enfin le traitement spécifique. Je lui donnai donc la liqueur de van Swieten; au huitième jour, l'onyxis était guéri. — De février à juin plusieurs cures semblables, d'une vingtaine de jours chacune, furent administrées, et l'enfant partit à la campagne en très bon état. — Revu en octobre, à Paris, *j'eus peine à le reconnaître*. Rentré en classe, ses maîtres furent stupéfaits : *il avait grandi de 8 à 10 centimètres;*

son intelligence s'était considérablement développée; il parlait facilement; il travaillait et jouait avec entrain.

« Pour moi, médecin, la preuve était faite : l'onyxis guéri, d'une part, le merveilleux élan dans le développement physique et moral, d'autre part, qui avait succédé au traitement, affirmaient assez que cet enfant était atteint d'hérédo-syphilis fruste... Je n'ai actuellement qu'un regret, c'est de ne pas avoir, malgré l'absence de preuves ou de signes, tenté le traitement mercuriel plus tôt.

« Et pour l'avenir, je suis résolu à traiter ce petit malade, jusqu'à son complet développement, par une médication spécifique intermittente. »

Donc, reconnaître à temps l'hérédo-syphilis, et la traiter préventivement, tout est là.

En conséquence, la faute à commettre en telle occurrence, vous la voyez : c'est, en présence de stigmates attestant l'hérédo-syphilis, de méconnaître cette hérédo-syphilis; c'est de **méconnaître l'éventualité possible, voire probable, voire quasi-certaine, d'accidents syphilitiques à venir que présagent des stigmates d'hérédo-syphilis ; — et, comme conséquence d'une telle erreur, de laisser exposés aux coups de la syphilis des sujets qu'on aurait pu en préserver.**

Comprenez-vous maintenant l'intérêt puissant, capital, qui se rattache au paragraphe actuel? Ici, en effet, plus qu'ailleurs, la science peut avoir la prétention d'être utile aux malades que nous avons en vue, et cela en mettant à leur service les indications diagnostiques et thérapeutiques fournies par une *séméiotique prévisionnelle*, séméiotique constituée par l'ensemble des *stigmates d'hérédo-syphilis*. — Méconnaître ces stigmates, ou les constater sans en comprendre la signification et le pronostic, c'est là, je le répète, la faute, la grande faute que j'ai devoir de signaler et de combattre.

(J'ai dit, qu'on le remarque, stigmates d'*hérédo-syphilis*, et non de syphilis. Grande en effet est la différence entre ces deux termes. Le stigmate de syphilis indique que le sujet qui le porte est affecté de syphilis, mais rien de plus. Il ne préjuge rien quant à l'origine de l'infection qui peut être ou acquise ou héréditaire. — Tout au contraire, le stigmate d'hérédo-syphilis implique, lui, l'*innéité* et la *congénialité* de la syphilis. Il a donc une signification propre, qui peut être exploitée pour le diagnostic, ainsi que nous le verrons bientôt.)

Grâce à de nombreux travaux contemporains, les indices révélateurs de l'hérédité syphilitique sont devenus de nos jours extrêmement nombreux et variés. Ils composent à eux seuls la matière d'ouvrages spéciaux (1). Je ne saurais donc songer à en présenter ici une description même abrégée. Toutefois, dans un ouvrage de vulgarisation comme celui-ci, j'ai devoir, je crois, de permettre à tout lecteur, si étranger puisse-t-il être aux choses de la médecine, l'intelligence des questions soulevées dans cet opuscule. D'autant que la question actuelle est, je le répète, d'importance pratique et d'importance considérable. J'ai donc obligation d'exposer ici (d'une façon très sommaire, cela va sans dire) ce en quoi consistent, ce que sont les *principaux* de ces stigmates, et, j'en représenterai même quelques-uns pour en faciliter l'intelligence, choisis parmi les types les plus usuels et les plus facilement appréciables.

*
* *

STIGMATES D'HÉRÉDO-SYPHILIS

Venons au fait. Quels sont les stigmates d'hérédo-syphilis ?

Ces stigmates dérivent tous de processus dys-

---

(1). Edmond Fournier, *Stigmates dystrophiques de l'hérédo-syphilis*. Thèse inaugurale, 1898.

Edmond Fournier, *Recherche et diagnostic de l'hérédo-syphilis tardive*. Masson, 1907.

Dr Giuseppe Cavallaro. *La siphilide in rapporto alla dentizione*, Firenze, 1908.

trophiques; ils consistent tous en des troubles de nutrition, de développement, de croissance.

Or, de deux choses l'une :

Ou bien ils intéressent l'ensemble de l'organisme, ou bien ils se localisent sur des systèmes particuliers.

I. — Dans le premier cas, ils s'accusent par une sorte de **dystrophie native générale**, que traduisent surtout les trois termes suivants :

Petitesse de taille;

Gracilité de formes et sorte de **rabougrissement général de l'individu;**

Infantilisme.

De la sorte, l'hérédo-syphilitique se présente assez souvent (non pas toujours, bien entendu) sous l'aspect d'un sujet petit, tout au moins d'une taille au-dessous de la moyenne (1);

(1). Voici quelques mensurations prises dans mon service sur des sujets entachés de syphilis héréditaire. Elles montreront quelle réduction la taille peut subir.

	Taille.
Jeune homme (18 ans).	1m50
— (19 ans).	1m43
— (18 ans).	1m36
— (19 ans).	1m30
— (17 ans).	1m15
Jeune fille (16 ans)	1m42
— (17 ans)	1m35
Femme (18 ans).	1m33
— (19 ans).	1m36
Fillette (10 ans).	1m21

Souvent aussi, c'est en même temps un sujet grêle de formes, à corps petit et à membres petits, bref un sujet semblant réduit de toutes proportions et comme étriqué dans tout son être;

De par cette exiguïté, comme aussi de par la tardivité de son développement, c'est un sujet qui reste longtemps comme apparence au-dessous de son âge. Bref, c'est un *infantile*, qui trompe sur son âge en semblant toujours plus jeune qu'il n'est.

Poursuivant plus avant l'examen de tels sujets, on constate, coïncidemment avec les caractères précités, les diverses particularités suivantes :

1° S'il s'agit d'un garçon, testicules restés petits, rudimentaires, semblables à ceux d'un enfant, infantiles en un mot; — barbe se faisant longtemps attendre, restant longtemps à l'état de follets blonds, grêles, rares, clairsemés; — poils périgénitaux et axillaires également tardifs dans leur apparition et aussi rares; — en un mot, tous signes d'une *virilité tardive*, lente à s'accentuer.

2° Et, s'il s'agit d'une fille, retard du développement des seins, souvent même absence de développement de ces organes; — retard dans l'établissement des fonctions menstruelles; règles ne commençant à paraître qu'à l'âge de 17, 18, 19 ans et même plus tard encore; — retard parallèle dans le développement des poils; régions génitales et axillaires restant glabres bien au delà de la puberté.

Quelques exemples, pour mieux fixer les idées :

Mon collègue et ami le Dr Tenneson a présenté à la Société de Dermato-syphiligraphie un sujet hérédo-syphilitique âgé de 18 ans et demi, à qui, de par son apparence, on n'eût pas donné plus de 10 à 12 ans. Ce sujet était petit (1 m. 36), étriqué, rabougri, et offrait tous les attributs d'un infantilisme des plus marqués. Ses membres étaient grêles, et sa verge était celle d'un enfant de 10 ans. — Il n'avait commencé à marcher qu'à l'âge de 5 ans.

De même, une observation du Dr L. Tissier est relative à un sujet hérédo-syphilitique de 19 ans, qu'elle dépeint comme un « petit être (1 m. 30), chétif et souffreteux, à qui on n'eût pas donné plus de 11 à 12 ans ». Il n'avait pas ombre de barbe, non plus que de poils au pubis. Ses organes génitaux étaient au diapason de sa taille : verge minuscule, testicules gros chacun comme un haricot, etc. En revanche (particularité sur laquelle nous aurons à revenir, mais que dès maintenant nous pouvons déclarer assez fréquente), rate géante, mesurant 27 centimètres de hauteur sur 30 centimètres de large.

De même le Dr Duncan Bulkley, dans la relation d'un cas observé sur une jeune fille hérédo-syphilitique âgée de 23 ans, dit que cette malade était « absolument non développée, qu'elle n'avait rien de son âge ni comme taille, ni comme habitus général, et qu'on lui eût donné *onze à treize ans* au plus ».

Et de même pour quantité de cas analogues ou semblables qu'on trouverait aujourd'hui partout.

II. — Après les dystrophies d'ordre général, intéressant l'ensemble de l'organisme, venons à celles d'**ordre partiel** se localisant sur des systèmes particuliers. Celles-ci sont susceptibles de sièges multiples et se présentent sous des formes extrêmement variées.

I. — Je ne ferai que citer ici, à sa place, mais sans essayer même d'en ébaucher une description, l'ordre le plus fréquent de ces stigmates, à savoir : les **stigmates oculaires**. Siégeant sur les parties les plus profondes du globe oculaire, c'est-à-dire la chorio-rétine, ils ne sont accessibles qu'à l'aide d'instruments spéciaux et appréciables seulement pour des spécialistes, voire des spécialistes exercés (1).

Je n'en parlerai que pour dire qu'ils consistent en des *images* ophtalmoscopiques représentant des aspects dystrophiques du fond de l'œil (2).

Beaucoup plus rare est un autre ordre de stigmates oculaires dérivant de troubles fonctionnels de l'organe. (Amblyopie congénitale, héméralopie (3), nystagmus (4), myopie, etc.).

Exception à faire ici cependant pour le **stra-**

(1) « ... Les lésions du fond de l'œil constituent l'ordre des stigmates le plus fréquent de l'hérédo-syphilis. *Elles ne manquent*, pourrait-on dire, *jamais* Elles constituent donc le signe le plus précieux pour dépister la syphilis héréditaire ou pour en assurer le diagnostic dans les cas douteux. » (Dr Antonelli.)

Ces lésions consistent parfois en des lésions importantes, en de « grosses lésions ophtalmoscopiques » facilement constatables. Mais, bien plus souvent, elles se réduisent à des expressions objectives atténuées, amoindries, voire à de simples nuances. Ces dernières, très bien étudiées par le Dr Antonelli, ont été qualifiées par lui-même du nom de *stigmates rudimentaires*.

(2) V. dans le livre du Dr Edmond Fournier (*Recherche et diagnostic de l'hérédo-syphilis tardive*, page 80, pl. I) un spécimen des principaux types d'altérations ophtalmoscopiques dérivant de l'hérédo syphilis.

(3) Etat de l'œil dans lequel la vision, à peu près normale pendant le jour, baisse et disparaît presque complètement avec le coucher du soleil. — Se rencontre surtout dans la syphilis héréditaire.

(4) Maladie caractérisée par des mouvements oscillatoires rhythmiques du globe oculaire.

bisme, qu'on observe avec une fréquence tout à fait significative chez les hérédo-syphilitiques. De vieille date j'avais signalé cette particularité, mais longtemps on m'a répondu par l'éternel argument des « coïncidences fortuites ». Cette objection n'est plus soutenable depuis que j'ai démontré que, normalement, le strabisme se rencontre en moyenne à peu près *deux fois sur cinq* dans l'hérédo-syphilis, proportion qui exclut le hasard et n'est explicable que par une relation de *causalité*; en sorte qu'actuellement, d'une façon presque générale, j'ose le dire, on admet que le strabisme (et toujours le strabisme convergent) peut être une conséquence d'hérédité syphilitique, et qu'il en constitue même une manifestation fréquente.

Quant à la pathogénie qui préside à ce strabisme d'origine hérédo-syphilitique, l'accord est loin d'être fait sur cette question difficile, et je n'en parlerai pas.

II. — Après les yeux, le **système dentaire** est pour les stigmates d'hérédité syphilitique un second siège de prédilection. Ils se traduisent là de bien des façons.

Ce sont, par exemple :

1° Soit de simples stries ou rayures transverses de la couronne dentaire, se dessinant en gris noir sur la surface de la dent (érosions dites *en sillon*) (fig. 1). — Quelquefois plusieurs de ces sillons se superposent parallèle-

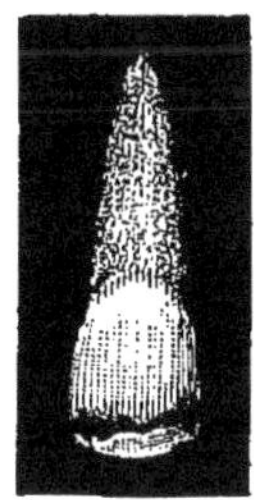
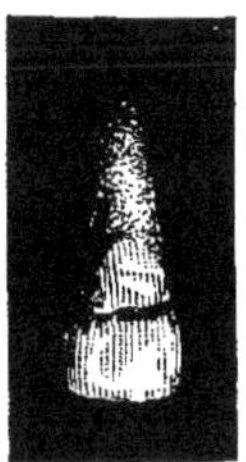

Fig. 1. — Érosions en sillon.

ment sur une même dent, qui est dite alors « dent *en gradins* » (fig. 2).

2° Soit de petites *cupules* creusées dans la dent comme par une vrille (érosions *en cupules*); — cupules tantôt minimes, punctifor-

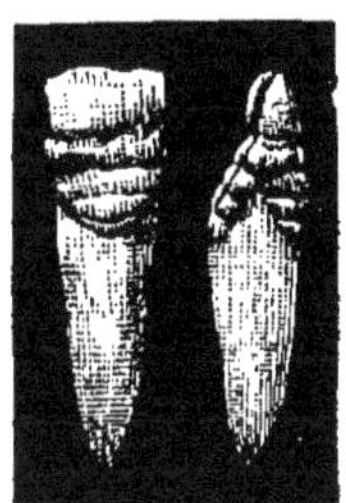

Fig. 2. — Dents en gradins.

mes, tantôt plus larges et plus profondes, constituant alors une excavation appréciable, en forme de godet.

3° Soit des corrosions, des vermoulures

étalées en surface sur un segment de la surface dentaire (érosions *en nappe*) (fig. 3).

4° Soit de véritables dystrophies du bord libre de la dent, dérivant d'une atrophie congéniale de cette région de la dent, et se présen-

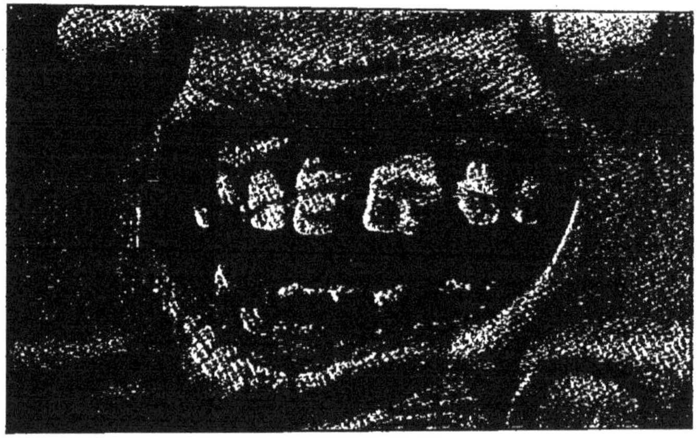

Fig. 3. — Érosions en nappe.

tant là sous l'aspect d'une destruction partielle, d'une cassure, d'un *étêtement* dentaire, si je puis ainsi parler. On leur a appliqué le nom générique d'*atrophies cuspidiennes* (de *cuspis*, pointe). Les variétés en sont très nombreuses, et je ne puis ici que les signaler en bloc (fig. 4).

Une des plus communes et des plus significatives de ces atrophies cuspidiennes mérite cependant une mention particulière; c'est celle qui, affectant la première grosse molaire, la

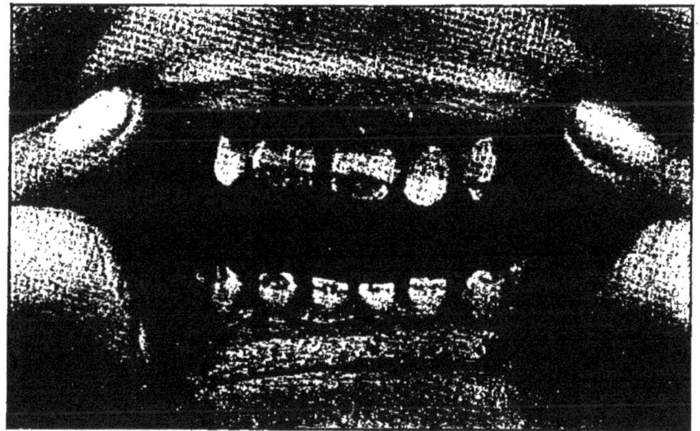

Fig. 4. — Atrophies cuspidiennes.

transforme en une sorte de *dent tronquée*, *raccourcie*, à base normale, mais à sommet

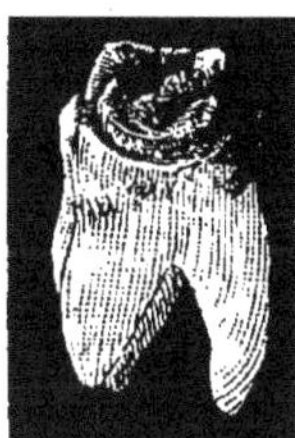

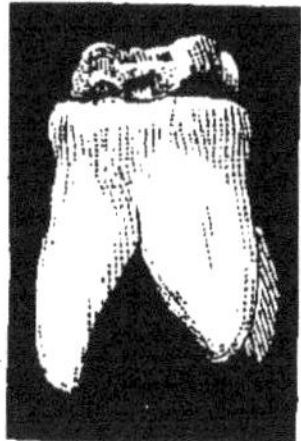

Fig. 5. — Atrophie cuspidienne de la première grosse molaire.

atrophié, comme rongé, comme vermoulu (fig. 5). Cet aspect est presque caractéristique (1).

(1) Et voici pourquoi :

La première grosse molaire commençant à se développer au *sixième mois* de la vie fœtale, la dystrophie de sa

5° D'autres fois, le stigmate accusateur consiste en une configuration anormale et spéciale de certaines dents. Deux exemples, majeurs comme signification, sont à citer ici.

Les incisives médianes supérieures peuvent

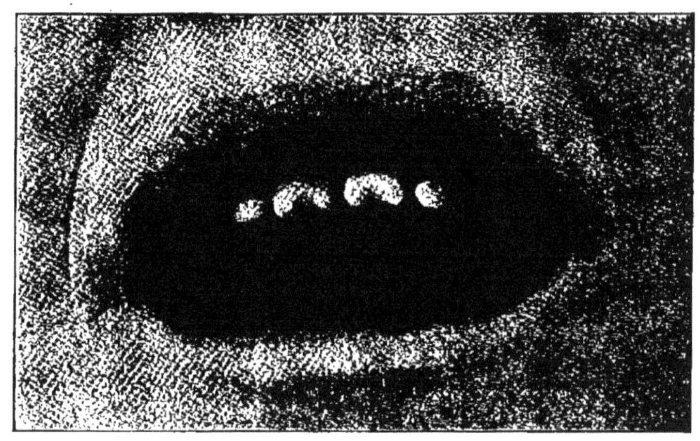

Fig. 6. — Échancrure semi-lunaire d'Hutchinson (véritable *dent d'Hutchinson*).

se présenter (assez rarement, je l'avoue) sous tel ou tel des deux aspects que voici :

1° Aspect de la **dent d'Hutchinson** (fig. 6),

---

partie cuspidienne comporte une signification précise, à savoir : que *dès cette époque*, c'est-à-dire dès le 6e mois, le *fœtus était malade*, malade de ceci ou de cela, n'importe, mais malade. — Or, est-il une maladie qui, plus fréquemment que la syphilis, affecte le fœtus à cet âge? — Donc il y a toutes chances pour qu'une dystrophie cuspidienne de la grosse molaire soit la conséquence d'une affection syphilitique ayant sévi sur l'enfant au cours de sa vie utérine.

que caractérise principalement une *échancrure semi-lunaire*, arciforme et presque élégamment arciforme, de son bord libre (1).

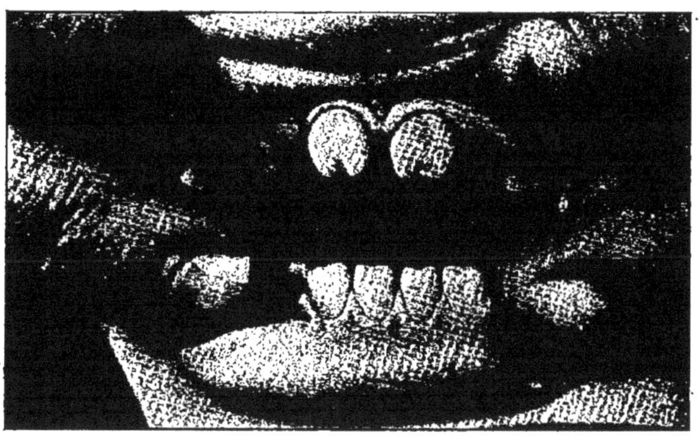

Fig. 7. — Dents en tournevis, avec échancrure semi-lunaire d'Hutchinson.

2° Aspect de la dent dite en **tournevis** (fig. 7), qui, élargie au niveau de son collet,

(1) Il y aurait encore bien des particularités à ajouter aux précédentes, relativement à cette dent d'Hutchinson dont il a été tant question, mais ce sont là des détails techniques, très spéciaux, qui ne sauraient trouver place ici.

Remarque importante : on a souvent donné indifféremment le nom de *dent d'Hutchinson* à n'importe quel type de configuration dentaire supposé dériver de l'hérédo-syphilis. C'est là un véritable abus de langage. Il convient de bien préciser au contraire que le nom de dent d'Hutchinson doit être *exclusivement* réservé au type de configuration dentaire que caractérise si essentiellement l'échancrure arciforme sus-décrite.

va se rétrécissant au niveau de son bord libre; — configuration très particulière qui lui imprime une ressemblance réelle avec l'instrument de serrurerie appelé tournevis. — Assez souvent cette configuration s'associe, se combine à la configuration hutchinsonienne comme, par exemple, dans le cas reproduit ici (fig. 7); mais cela n'est en rien constant, et souvent aussi, voire plus souvent, la configuration en tournevis existe seule, sans la moindre trace d'échancrure d'Hutchinson.

Quelques autres dystrophies du système dentaire ont encore été observées en relation avec l'hérédo-syphilis et données (imprudemment peut-être pour quelques-unes) comme stigmates d'hérédité spécifique; à savoir :

Petitesse native de certaines dents (*microdontisme*, voire *nanisme dentaire*, fig. 8); — irrégularités, anomalies de configuration (*amorphisme dentaire*, fig. 9); — irrégularités d'implantation dentaire; — absence congéniale de certaines dents, tout spécialement des incisives latérales supérieures; — persistance des dents de lait; — ou bien encore engrenage vicieux des arcades dentaires; — ou bien encore ectopies dentaires; — ou bien encore (particularité plus commune à elle seule que toutes

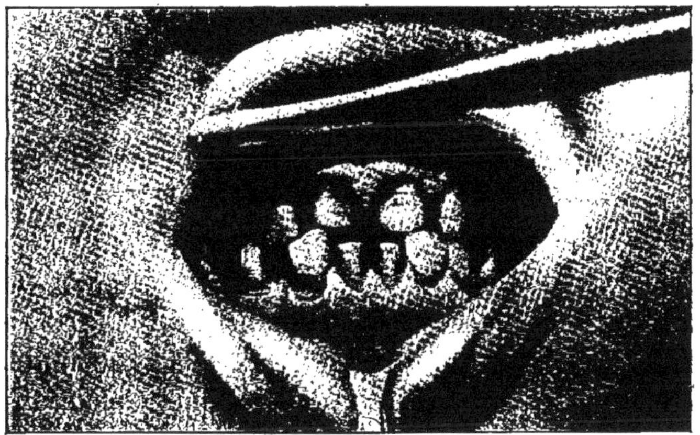

Fig. 8. — Microdontisme. — Espacement anormal de certaines dents.

les précédentes réunies) *vulnérabilité* du système dentaire, se traduisant par l'usure précoce

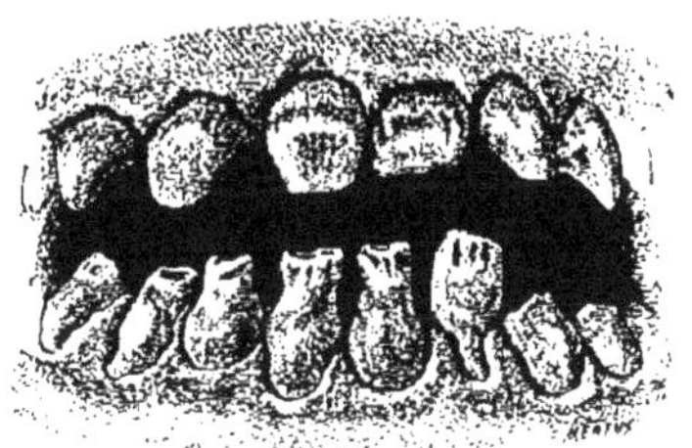

Fig. 9. — Amorphisme dentaire.

de certaines dents (dents « courtes », dents « en plateau », dents « de vieux », etc.), par l'invasion rapide de la carie et la caducité prématurée, etc., etc. Mais ce sont là tous détails par trop techniques, sur lesquels je ne saurais insister.

Soit dit au passage — digression qui ne sera peut-être pas inutile — l'idée d'une relation à établir entre l'hérédo-syphilis et certaines dystrophies dentaires ne reçut à l'origine qu'un très froid accueil dans le public médical. Il fallut nombre d'années, nombre de discussions, et quantité de faits cliniques apportés comme preuves, pour qu'elle commençât à faire sa trouée dans les esprits et parvînt à se faire agréer. Sans doute, elle a gagné depuis lors bien du terrain; mais aujourd'hui encore elle n'est pas sans compter quelques adversaires et, ce qui n'est pas moins fâcheux, pas mal d'incrédules ou d'indifférents. Et cependant, je l'affirme, la signification des stigmates dentaires — ou tout au moins de certains stigmates dentaires — est indéniable, et leur importance considérable dans les questions d'hérédité syphilitique. Il n'y a rien d'exagéré à dire que ces stigmates offrent au diagnostic le plus utile secours. Maintes fois c'est l'état de la dentition qui a conduit à la recherche, puis à la découverte d'hérédités syphilitiques qui auraient bien pu rester ignorées sans cet appoint diagnostique, et cela au grand détriment des malades. Exemple le cas suivant, pour lequel deux mots suffiront.

Une jeune fille de 23 ans entre dans le service de la clinique pour de vastes ulcérations de la jambe remontant comme origine à *sept ans*, considérées jusqu'alors comme scrofuleuses et traitées comme telles, d'ailleurs avec un plein insuccès. Certaines dystrophies du système dentaire éveillent mon attention; mais je recherche vainement sur la malade d'autres témoignages d'hérédo-syphilis. Sur la donnée de ces stigmates dentaires, et sur cette donnée *seule*, je prescris le traitement antisyphilitique. Qu'arrive-t-il? Succès immédiat et succès des plus surprenants; car, un mois plus tard, lesdites ulcérations, *rebelles depuis sept ans*, étaient absolument cicatrisées.

Or, je le répète, les cas de ce genre sont légion. J'aurai même à citer bientôt des cas où les seuls stigmates dentaires ont à coup sûr *sauvé la vie* des malades de par les renseignements qu'ils ont fournis et le traitement qu'ils ont indiqué. C'est assez dire si, dans tous les cas où l'on peut suspecter l'hérédité syphilitique, l'examen du système dentaire s'impose et doit être pratiqué avec le plus grand soin.

Mais je me hâte d'abandonner cette digression, pour reprendre la suite de mon sujet.

III. — Après le système dentaire, c'est le **crâne** qui est le siège le plus habituel des stigmates hérédo-syphilitiques.

On le trouve :

Tantôt déformé en masse, à savoir : globuleux (crâne *en boule*, vulgairement « tête en bilboquet »); — ou bien exhaussé, surélevé, (crâne *acrocéphale* ou *oxycéphale*, fig. 10); —

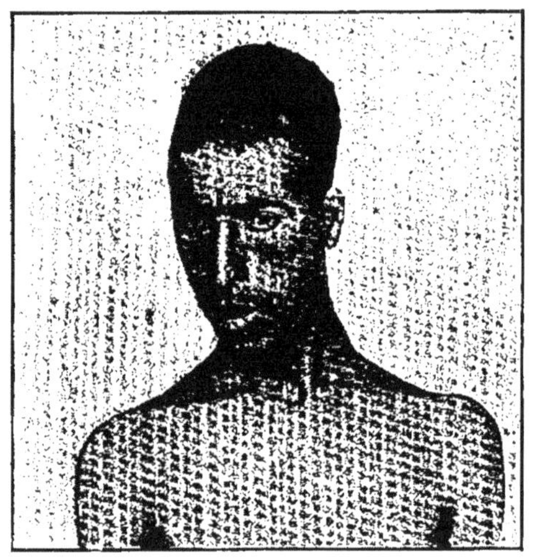

Fig. 10. — Crâne acrocéphale (*Collection Legrain*).

ou bien exagéré comme volume, parfois même jusqu'à la monstruosité (crâne *hydrocéphalique*);

Tantôt et bien plus souvent, déformé partiellement, soit par un front proéminent, bombé, exagéré de tous diamètres (front dit *olympien*) (fig. 11); — soit par des bosselures circonscrites, régionales (bosses frontales, bosses pa-

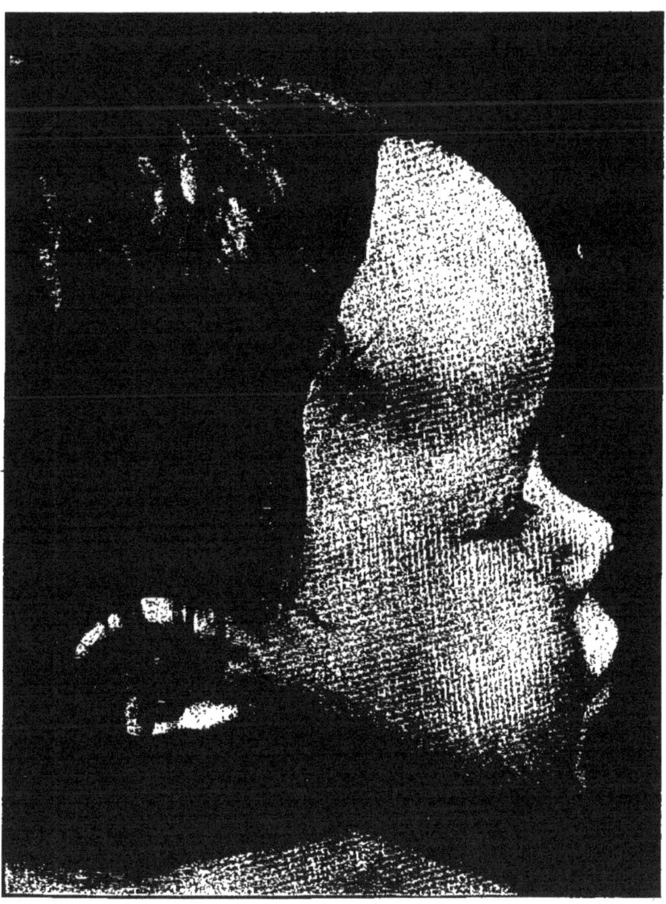

Fig. 11. — Front olympien.

riétales, bosses fronto-pariétales (crâne *nati-forme*, fig. 12), etc.;

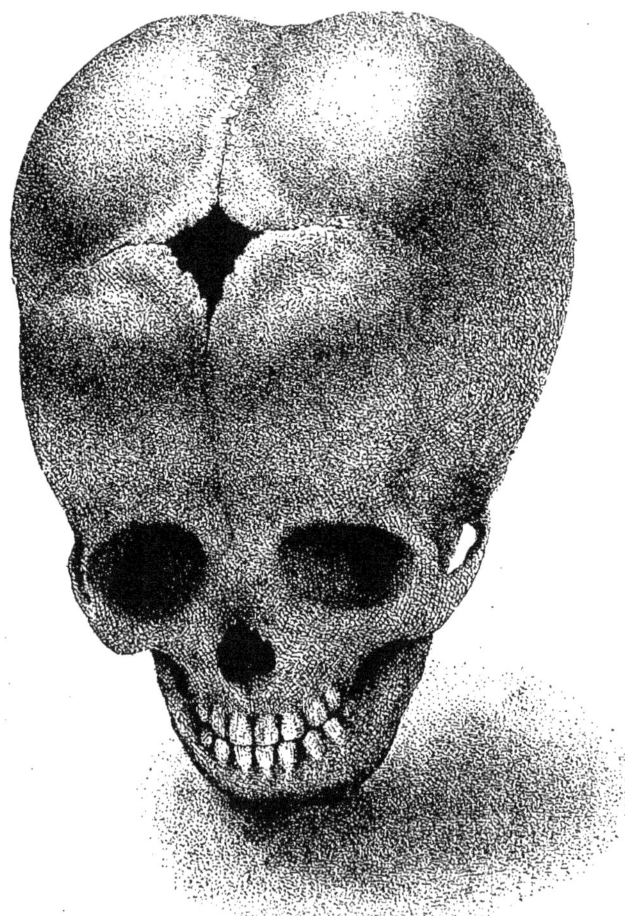

Fig. 12. — Crâne natiforme.

Quelquefois encore *asymétrique*, en ce sens qu'une moitié latérale du crâne et de la face diffère sensiblement de l'autre comme vo-

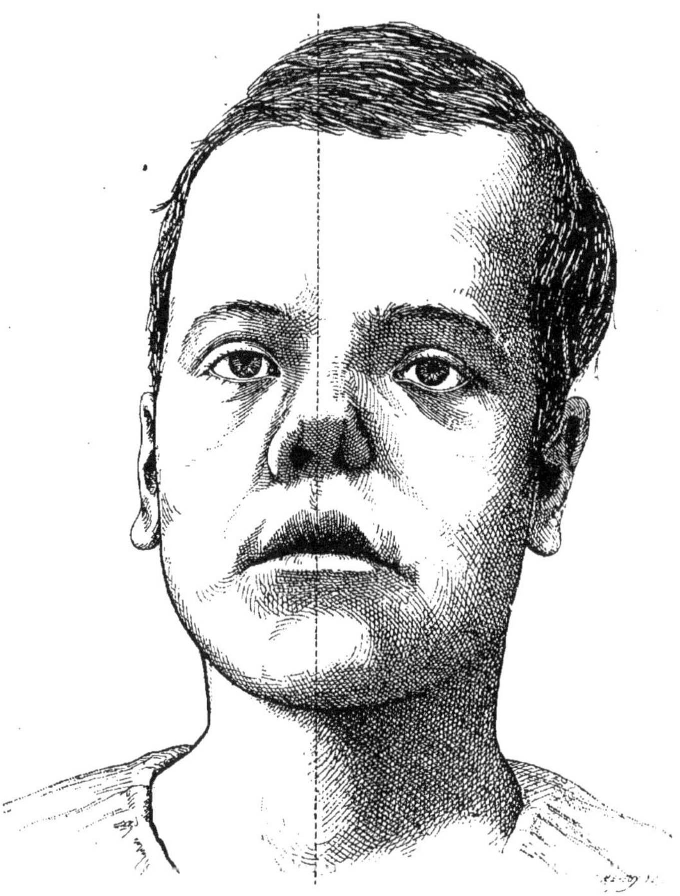

Fig. 13. — Asymétrie crânio-faciale.

lume, comme diamètres, comme courbure, comme inflexion, etc. (fig. 13).

IV. — Bien plus rarement les stigmates de l'hérédo-syphilis s'observent sur les **membres** et le **tronc.**

Dans ce groupe, un type des plus remarquables nous est offert par le tibia qui présente parfois la malformation singulière dite **en lame de sabre** (fig. 14). Cette malformation est caractérisée par une hyperostose massive de l'os, avec aplatissement transversal et courbure à convexité antérieure; double particularité qui imprime au tibia ainsi transfiguré une certaine ressemblance (toute *schématique*, bien entendu) avec ce qu'est une lame de sabre.

Dans ce groupe se rangent encore :

La *luxation congéniale de la hanche*, due à une dystrophie de la cavité cotyloïdienne; — luxation vraiment assez commune, mais presque invariablement méconnue comme origine et rapportée à quelque cause de fantaisie;

Le *pied bot*;

Les *déformations rachitiques des membres*;

Les déformations du *rhumatisme chronique*, car il existe un rhumatisme déformant d'origine hérédo-syphilitique (1);

(1) Je suis forcé pour la représentation de ces divers types, que des difficultés matérielles et l'esprit même de ce livre m'interdisent de reproduire ici, de renvoyer le lecteur à l'ouvrage précité du Dr E. Fournier (*Recherche et diagnostic de l'hérédo-syphilis tardive*, Masson, 1907).

Le *gigantisme partiel*, dont un bel exemple,

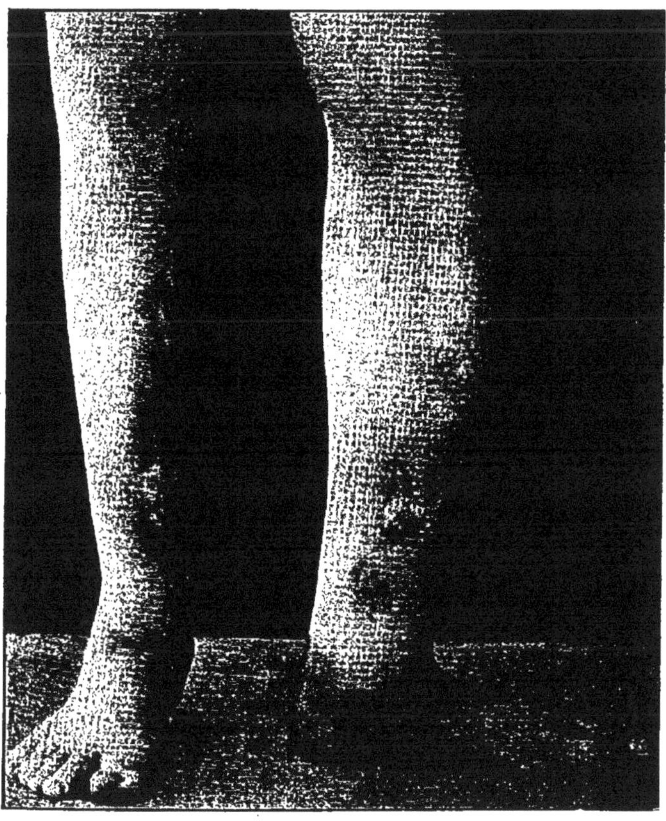

Fig. 14. — Tibia « en lame de sabre ».

que je reproduis ici, nous a été fourni par le Dr Werther (fig. 15).

Citons enfin, au tronc, le *sternum en entonnoir*,

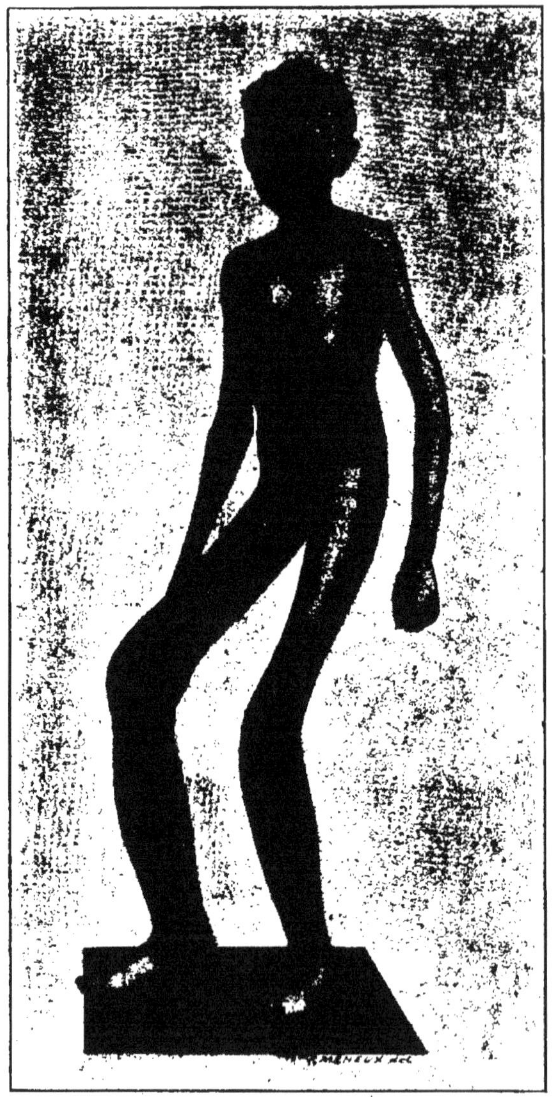

Fig. 15. — Gigantisme partiel, d'après une figure empruntée à M. le Dr Werther.

dystrophie encore peu connue et constituée par un méplat plus ou moins considérable de cet

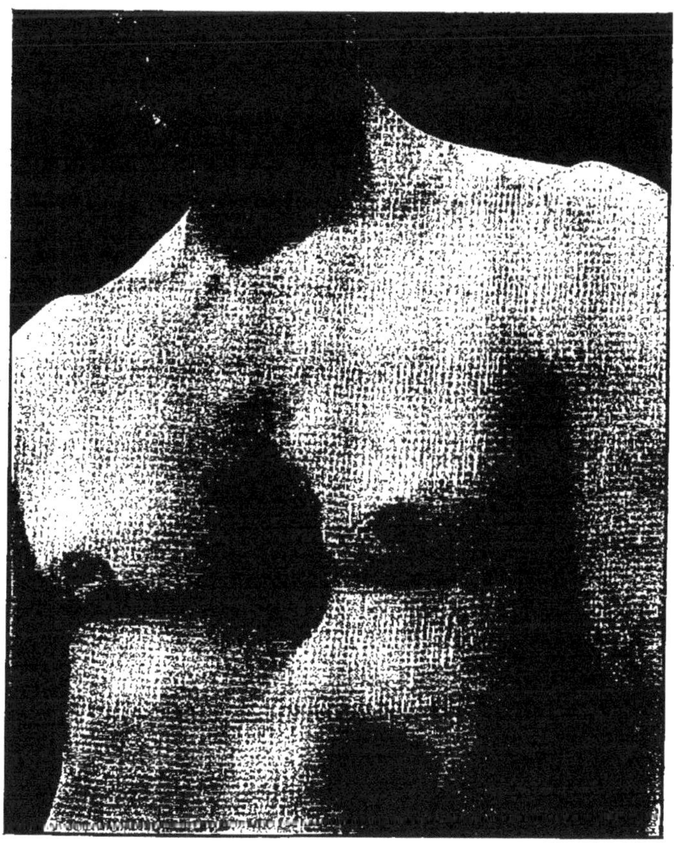

Fig. 16. — Sternum « en entonnoir ».

os, dont le segment inférieur est inclus dans le thorax, comme s'il avait été refoulé à coups de maillet vers la colonne vertébrale (fig. 16).

V. — Dans un cinquième groupe (groupe des **stigmates nerveux**) prennent place :

Les convulsions, particulièrement communes dans l'hérédo-syphilis et souvent très dangereuses en ce qu'elles sont susceptibles de provoquer une terminaison fatale à brève échéance (1).

L'*incontinence d'urine*, qu'on a vue se continuer de l'enfance jusqu'à l'adolescence;

Le *bégaiement*;

Les *tics*;

L'*absence du réflexe rotulien* (2);

---

(1) Ainsi le Dr Hermet a cité un cas relatif à un homme syphilitique qui eut l'imprudence de se marier prématurément après un traitement fort court. Sa femme, bien que restée saine, eut en l'espace de six ans 5 grossesses qui se terminèrent toutes par la *mort des enfants*, après des convulsions multiples, et cela aux termes suivants : 5 mois, — 8 mois, — 6 mois, — 18 mois, — 15 jours.

(2) Signalée déjà dans un trop grand nombre de cas pour être contestée. — Certains cas d'ailleurs semblent faits à dessein pour imposer la conviction. Ainsi, dans l'une de mes observations, sur trois enfants nés de père et mère syphilitiques, l'un est franchement tabétique, tandis que les deux autres, ne présentant (quant à présent du moins) aucun signe de tabès, ont cependant perdu leur réflexe rotulien. — M. le Prof. Hutinel m'a dit avoir observé un cas semblable, où trois enfants de souche syphilitique ont perdu dès le jeune âge la réflectivité de leur tendon rotulien.

Les *réflexes pupillaires* peuvent, eux aussi, être influencés par la tare héréditaire.

Les *imperfections* et les *arrêts du développement intellectuel et moral*, qui comportent des variétés et des formes très multiples.

C'est ainsi que l'hérédo-syphilis crée parfois (et bien plus souvent qu'on ne le croit encore aujourd'hui) des dégénérescences, de véritables dégénérescences psychiques et morales. — Dans le domaine intellectuel, par exemple, elle crée des *enfants arriérés*, des « pauvres d'esprit », des imbéciles, voire des idiots (1). — Dans le domaine affectif et moral, elle réalise pareilles déchéances (celles-ci moins connues, moins agréées même du public médical, mais non moins authentiques), sous forme de sujets diversement névropathes, neurasthéniques ou hystéro-neurasthéniques, *cérébrataxiques*, véritables ataxiques d'idées, de conceptions, d'actions, de conduite, etc », parfois innocemment vicieux ou amoraux, parfois même confinant à l'aliénation. (Je n'en dirai pas plus sur ce sujet encore peu exploré, bien qu'étonnamment curieux.)

VI. — Un sixième groupe est composé par les **dystrophies viscérales** : malformations cardiaques; — aplasie aortique (2); — cya-

---

(1) V., par exemple, mon livre sur les *Affections parasyphilitiques*, p. 307 et suivantes.

(2) Réduction de l'aorte comme calibre.

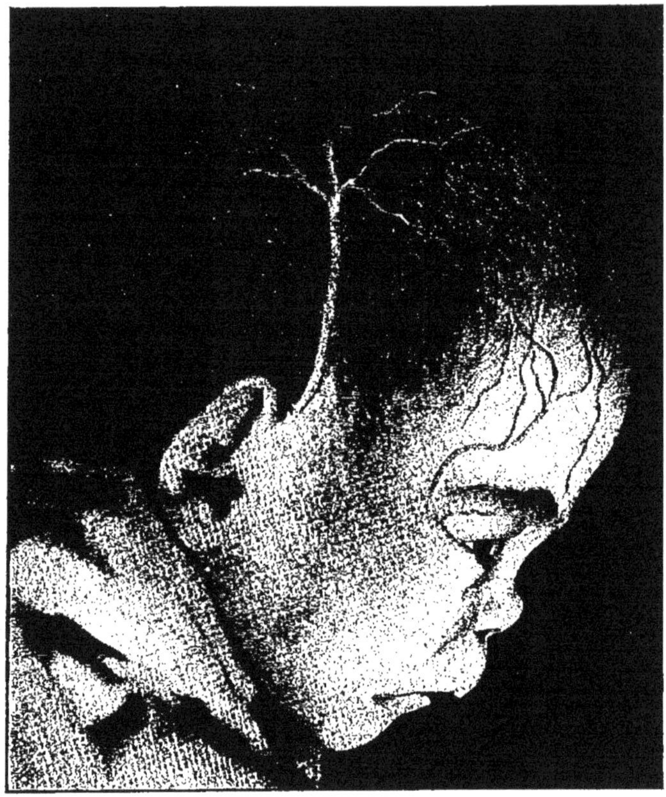

Fig. 17. — Ectasies veineuses. — Nez camard.
Difformité du pavillon de l'oreille.

nose (1); — ectasies ou dilatations veineuses (fig. 17), s'observant surtout dans l'enfance, mais pouvant se rencontrer aussi dans l'âge

(1) Ou *maladie bleue*, caractérisée par une coloration bleuâtre des téguments, et généralement due à une malformation du cœur.

adulte et sur divers sièges, notamment sur le crâne (1) ; — *infantilisme utérin;* — *infantilisme testiculaire.*

VII. — Vient, enfin, le groupe des **stigmates tératologiques**, constitué, ainsi qu'on l'a dit,

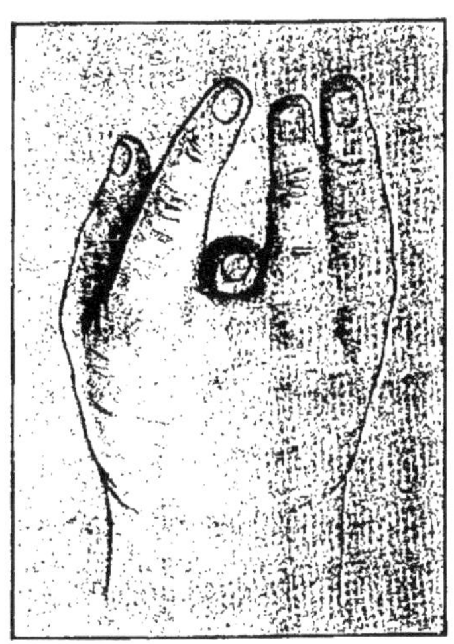

Fig. 18. — Ectrodactylie (médius). — Syndactylie (4e et 5e doigt).

par une véritable « folie du développement ».

Exemples possibles :

Bec-de-lièvre; — spina bifida (2); — imper-

(1) V. *Des dystrophies veineuses de l'hérédo-syphilis*, par le Dr E. Fournier. (*Revue d'hygiène et de médecine infantile*, t. I, 1902.)

(2) Je crois devoir donner ici pour ceux de mes lecteurs qui

foration de l'anus; — absence de tel ou tel os (péroné, radius, clavicule); hypospadias (1); — exstrophie vésicale (2); — syndactylie (3) (fig. 18); — ectrodactylie (4) (fig. 18); — hémimélie (5); — malformations crâniennes; — méningocèles (6); — monstruosités, hypotrophies (7), nanisme, etc.

Ce ne sont plus là, bien entendu, que des raretés, des exceptions.

J'ai devoir de les citer néanmoins, et cela pour deux raisons : d'abord, pour montrer jusqu'à

---

sont étrangers à notre profession, l'explication de quelques termes techniques qui vont suivre :

Spina bifida. — Vice de conformation, caractérisé par la présence à la partie postérieure du rachis d'une division osseuse par où s'échappe une portion du contenu du canal rachidien.

(1) Vice de conformation consistant en ce que l'urèthre, au lieu de se prolonger jusqu'à l'extrémité de la verge, s'ouvre au-dessous de la verge à une distance plus ou moins éloignée du gland.

(2) *Exstrophie vésicale.* — Vice de conformation congénital de l'appareil urinaire, caractérisé par ce fait que, la paroi antérieure de la vessie venant à manquer, la paroi postérieure se montre à l'hypogastre sous forme d'une tumeur molle, à la surface de laquelle sourd l'urine d'une façon continue.

(3) Adhérence des doigts entre eux.

(4) Anomalie par absence d'un ou de plusieurs doigts.

(5) Avortement des extrémités des membres.

(6) Hernie des méninges formant tumeur par une ouverture du crâne.

(7) Etats de dénutrition ou de développement insuffisant.

quelles anomalies, quelles excentricités peut aboutir l'influence hérédo-syphilitique ; — et, en second lieu, parce que la solidarité des membres d'une même famille fait qu'une monstruosité de tel ou tel (vivant ou mort, n'importe) peut constituer un stigmate pour tel autre et même devenir pour celui-ci (cela s'est vu) une indication diagnostique précieuse.

Mais je reviens sur mon dernier mot, celui de *nanisme* que j'ai à cœur de justifier.

Il n'est pas impossible que la dystrophie hérédo-syphilitique prenne une forme particulièrement sévère, forme la plus révoltante pour la dignité humaine, celle de l'**apetissement** de l'être, celle de la réduction de l'individu physique et moral, celle, en un mot, du **nanisme**, dernier échelon de la déchéance humaine, du nanisme qui remplace en l'espèce le terrible et l'horrible par le burlesque, le grotesque, le risible.

De ce nanisme hérédo-syphilitique — temporaire ou définitif — on connaît déjà plus d'une douzaine d'exemples. Je n'en citerai que deux, que je choisirai aussi disparates comme aboutissants que semblables, d'apparence au moins, comme origine.

Le premier, connu de tous mes lecteurs, est relatif au fameux nain Bébé qui fit les « délices » de la cour de Stanislas Ier, ex-roi de Pologne et plus tard duc de Lorraine.

A sa naissance Bébé pesait 15 onces (environ 450 gr.), si bien qu'un sabot, à demi rempli de laine, fut son premier berceau. Il grandit, se développa, et acheva sa croissance vers sa quinzième année environ. Il avait alors deux pieds comme taille et pesait 9 livres et demie. Son intelligence resta toujours très peu développée; ainsi, on ne parvint pas à lui apprendre à lire. Ce qui ne l'empêcha pas de faire l'admiration de toute la cour de Stanislas, comme « curiosité », comme bouffon.

Et bien, ce Bébé était un *hérédo-syphilitique*. Cela résulte en pleine évidence des détails de l'autopsie qui en a été faite par un savant médecin appelé Saucerotte, et notamment de l'examen de son crâne qui présentait et présente encore aujourd'hui un ostéome gommeux bi-latéral, siégeant exactement au niveau des deux pariétaux et répondant absolument au type des lésions osseuses hérédo-syphilitiques (1).

---

(1) Un mannequin représentant Bébé, avec ses habits authentiques, est exposé dans le musée de notre Faculté; on ne saurait mieux le comparer qu'à une grande poupée.

Son squelette complet est conservé dans les galeries du Muséum; et c'est là que l'a retrouvé un de mes anciens internes, aujourd'hui mon collègue, M. le Dr Porak. —

D'autre part, voici mon second cas, dont j'emprunterai la description à M. le Professeur Troisfontaines, de Liège (1). Il est relatif à ce qu'on pourrait appeler un nanisme *temporaire* ou *guéri*.

D'un père et d'une mère également syphilitiques naît, à 7 mois, « une sorte d'avorton d'une taille minuscule, d'aspect jaune sale, si inerte, si décharné, si desséché, faut-il dire, qu'*il ne semblait pas valoir la peine qu'on prît soin de lui* ». On enveloppe ce misérable dans de l'ouate chaude, et on le place dans les meilleures conditions possibles pour l'empêcher de se refroidir. On lui donne tout d'abord quelques gouttes d'eau chaude sucrée, additionnée de cognac, puis un peu de lait, qu'on lui fait prendre à l'aide d'une petite cuiller.

Dès sa huitième heure et pendant les six mois qui vont suivre — qu'on remarque bien ceci — il est soumis à la liqueur de Van Swieten, à la dose de 20 à 25 gouttes par jour. Sous l'influence « miraculeuse » de ce remède, le pauvre avorton prend la force de têter un peu (mais combien peu!) chaque jour. — Au 25e jour, l'enfant paraissant mieux comme état général, on se

---

Grâce à l'obligeance de M. le professeur Hamy, le crâne en a été photographié. On le trouvera reproduit dans l'ouvrage de mon fils (*Recherche et diagnostic de l'hérédo-syphilis tardive*, p. 228).

(1) Note sur un hérédo-syphilitique de 12 ans et demi, Liége, 1907.

hasarde à le peser. Il pèse exactement un peu moins de 750 grammes (sept cent cinquante grammes!)

Cependant, en dépit de la syphilis qui, dès le deuxième jour, s'est attestée par l'apparition sur les pieds et les jambes de bulles de pemphigus, ce petit être se développe. Il continue à têter tantôt le sein de sa mère et tantôt des *biberons de poupée*, de 18 grammes environ, dont il prend une dizaine par jour.

A 7 mois et demi, il cesse de prendre le sein et est nourri exclusivement au biberon.

Il commence à marcher vers l'âge de 7 mois.

A 23 mois et 4 jours, il pèse 11 kg. 750 et mesure 73 centimètres de hauteur.

A 2 ans et 9 mois, il atteint 87 centimètres, et pèse 13 kg. 500.

Aujourd'hui, finalement, à 12 ans et demi, il mesure 1m375 et pèse 28 kg. 500.

Il ne présente aucune malformation. — Il parle assez couramment, et, en somme, « *ne se distingue guère de la généralité des enfants de son âge!* »

D'après l'auteur, cette belle observation prouvera tout au moins ceci : « 1° que la science du pronostic est la plus difficile de toutes celles que cultive le médecin; — 2° que le mercure administré sous forme de liqueur de Van Swieten peut, même dans les pires conditions, être parfaitement toléré et produire d'étonnants résultats. » Je suis absolument d'accord avec mon collègue sur ces deux points; car, pour le premier il est indéniable que tout le monde eût jugé dix fois perdu à sa naissance ce misérable avorton; or, tout le monde se fût trompé; et, quant au second, nulle médication, certes, n'eût mieux réussi que ne l'a fait en l'espèce la liqueur de Van Swieten. Mais je juge que mon collègue n'estime pas son observation à sa juste valeur. Je trouve, moi, cette observation absolument stupéfiante et singulièrement instructive. Quoi! Un avorton, déchu au dernier degré de la dystrophie, déchu au point de ne pas être, à son 25e jour, le quart de ce qu'il devrait être, un embryon qui n'a que le souffle, qui est « si décharné et si desséché qu'il ne semble pas valoir la peine qu'on prenne soin de lui », un tel moribond non seulement *ne meurt pas*, mais *résiste à la syphilis* qui s'est attestée sur lui dès la naissance par un pemphigus; puis résiste encore à d'autres maladies intercurrentes (rougeole, pneumonie, bronchites répétées, deux crises de catarrhe intestinal); puis trouve moyen de sortir de cet état d'apetissement extraordinaire, incroyable, d'augmenter de poids, de croître, de se développer, et, finalement, à douze ans et demi, « *de ne plus se distinguer par aucun caractère de la généralité des enfants de son âge!* »; je trouve pour ma part tout cela prodigieux, et je rends hommage à la médication qui a produit un résultat aussi inattendu, non moins qu'à l'habileté du médecin qui a dirigé cette médication.

Et je me promets bien, le cas échéant, de m'inspirer pour ma pratique des enseignements d'une telle observation (1).

*
* *

Stigmates indirects. — POLYMORTALITÉ INFANTILE

Et ce n'est pas tout. Car, indépendamment de leurs stigmates *personnels* dont il vient d'être question, les hérédo-syphilitiques sont

---

(1) On ne manquera pas de s'étonner de la quantité considérable de stigmates que j'ai été amené à citer dans ce qui précède; et cependant combien ai-je été forcé, pour une raison ou pour une autre, d'en sacrifier dans l'énumération qui précède (ne serait-ce, par exemple, que la prédisposition aux hernies, à l'obésité infantile (dont j'ai vu plusieurs exemples très significatifs ces derniers temps), aux malformations palatines, etc., etc.)! A vrai dire, cependant, de toutes ces particularités il en est sans doute bon nombre qu'on s'est trop empressé d'accepter comme stigmates sur de simples rapports de coïncidence et dont le temps fera justice.

En tout cas, ce qu'il y a de certain, c'est que, dans l'ordre habituel des choses, le nombre des véritables stigmates d'hérédo-syphilis qui se présentent à relever pour un cas particulier est presque toujours plus ou moins restreint. Ainsi, en général, on en comptera quelques-uns tout au plus (une demi-douzaine, par exemple); — plus souvent un peu moins (trois ou quatre); — d'autres fois moins encore (deux ou même un seul). Il est quantité de cas, comme

quelquefois signalés à l'attention, voire dénoncés par certaines particularités qui ne leur appartiennent pas, mais qui appartiennent ou à leurs collatéraux ou même à leurs ascendants et qui ne constituent pour eux-mêmes que ce qu'on pourrait appeler des stigmates *indirects* (1).

I. — Dans ce nombre figure en première ligne cette célèbre **POLYMORTALITÉ INFANTILE** dont on a tant parlé. C'est là, on le sait, un des grands signes, un signe dénonciateur par excellence d'hérédité spécifique. « Et, en effet, a dit l'auteur d'une monographie récente sur la question, s'il est un fait clinique d'une démonstration patente, c'est bien sans contredit l'influence nocive, désastreuse, pernicieuse, *épouvantable* — voilà le vrai mot, — qu'exerce la syphilis des géniteurs

---

exemple, où le seul stigmate constaté consistera en une réduction plus ou moins notable de la taille. Enfin, il est possible, comme nous le verrons bientôt, que tout stigmate fasse défaut.

(1) Rigoureusement, le terme de stigmate ne devrait s'appliquer qu'à une particularité propre à l'individu, à la personne ; mais l'usage, qui est le grand maître en fait de langage, a étendu ce terme en la matière à tous les caractères, quels qu'ils soient, susceptibles de traduire, de signaler l'hérédité spécifique. J'obéis à l'usage, tout en le trouvant peu logique. — Bien souvent même, dans le langage courant,

sur leur descendance, influence qui se traduit de différentes façons, à savoir :

1° Soit par des *avortements*, avortements souvent répétés, dits avortements « en série ». Tel le cas suivant, par exemple, que je viens d'observer à la clinique de Saint-Louis.

Une femme bien constituée, mais syphilitique, a commencé par faire douze fausses couches, et cela sans cause appréciable autre que son état diathésique.

Plus tard, elle a eu encore quatre enfants, dont trois sont morts en tout bas âge « de méningite », et dont le dernier, petit vieux rachitique et athrepsique, vient de subir le même sort.

Au total, donc, sur **seize grossesses seize morts**.

2° Soit par des *accouchements avant terme* d'enfants mort-nés ou moribonds;

3° Soit par des naissances à terme d'enfants *mort-nés* ou ne venant au monde que pour mourir;

4° Soit par des *morts d'enfants* dès les premières semaines ou les premiers mois.

---

on ne distingue pas le stigmate du symptôme. Comme exemple, on dira indifféremment que « l'échancrure semi-lunaire d'Hutchinson est un symptôme ou un stigmate d'hérédo-syphilis ».

Sans parler même des morts qui se produisent à échéances plus reculées, par le fait de ce qu'on appelle la *syphilis héréditaire tardive*.

« Si bien qu'il est nombre de familles où, sans même tenir compte des avortements, plusieurs enfants venus à terme ou presque à terme ont succombé à divers âges et le plus souvent dans le tout jeune âge, cela du fait incontestable et d'ailleurs incontesté de la syphilis. C'est par milliers qu'on produirait les cas où la syphilis a tué de la sorte deux, trois, quatre, cinq enfants dans une même famille. Nombreux encore à citer seraient les cas où l'on a vu le quotient des décès s'élever plus haut et bien plus haut dans certaines familles.

Qu'on en juge :

		(Dans une famille :)			
Cas du Dr Legrain	7	décès sur	8	naissances.
— Dr Behrend	8	—	11	—
— Dr Turhman	8	—	11	—
— Dr Comby	8	—	11	
— Pr Moncorvo	8	—	9	—
— Pr Fournier	8	—	9	—
— Pr Pinard	9	—	11	—
— Dr Christian	9	—	10	—
— Dr Apert	9	—	10	
— Dr Jullien	10	—	15	—
— Dr Jullien	10	—	14	—
— Dr Fuchs	10	—	14	—
— Dr Fournier	10	—	12	—
— Dr Le Pileur	10	—	11	—
— Dr Jullien	11	—	14	—
— Dr Bryant	11	—	12	—

Cas du	Dr Carré	11	décès sur	12	naissances.
—	Pr Fournier	11	—	16	—
—	Dr Nabl	12	—	15	—
—	Dr Jullien	13	—	15	—
—	Dr Davis	15	—	19	—
—	Pr Fournier	15	—	16	—
—	Dr Jullien	17	—	20	—
—	Dr Ribemont-Dessaignes	18	—	19	—
—	Dr Giraud-Teulon	21	—	26	—

Il est même des cas où l'on a vu la syphilis **anéantir en germe toute la postérité d'une famille**, c'est-à-dire faire le *vide* complet dans un foyer.

Exemples :

			(Dans une famille :)		
Observation du	Dr Bertin	4	morts sur	4	naissances.
—	Pr Hutinel	4	—	4	—
—	Pr Fournier	4	—	4	—
—	—	4	—	4	—
—	—	4	—	4	—
—	Pr Pinard	5	—	5	—
—	Dr Hermet	5	—	5	—
—	Pr Fournier	5	—	5	—
—	—	5	—	5	—
—	—	6	-	6	—
—	—	7	—	7	—
—	—	9	—	9	—
-	Dr Bar	10		10	—
—	Dr Porak	11	—	11	—

« Donc, cette polymortalité infantile est un signe qui peut être exploité très utilement pour le diagnostic rétrospectif de l'hérédo-syphilis.

« Et ce ne sont pas seulement les syphiligraphes qui ont signalé cette navrante polymortalité infantile de la syphilis. Les accoucheurs l'ont observée comme eux et dénoncée dans de nombreuses statistiques, dont je ne citerai qu'une seule à titre de spécimen, et celle-ci toute récente. Ainsi, dans son excellente étude statistique sur la maternité de l'hôpital Tenon (service de M. le Dr Boissard), M. le Dr Henri Leduc a été conduit à constater, du fait de la syphilis, une *mortalité fœtale et infantile s'élevant à 71,2 pour 100.* « Encore, ajoute l'auteur, pour considérable qu'elle soit, cette proportion de mortalité est-elle inférieure à la réalité, car elle ne porte que sur la mortalité constatée à la naissance et dans les deux premières semaines de la vie, la plupart des accouchées quittant la Maternité du onzième au quinzième jour, sans parler de celles qui sortent dès le quatrième ou le troisième jour. »

« Ce signe, toutefois, je me garderai de le donner comme pathognomonique. Et pour cause. C'est qu'en effet il n'est pas que la syphilis pour faire avorter les femmes ou tuer les enfants en bas âge. On sait que le saturnisme, l'intoxication professionnelle par le tabac, l'alcoolisme, la tuberculose, etc., exercent une influence de même ordre qui se traduit de la même façon, à savoir par des avortements, des accouchements avant terme, des morts prématurées, etc. En tout cas, sans contradiction possible, **la syphi-**

lis est, de toutes les maladies, celle qui produit le plus d'avortements ou d'accouchements prématurés et qui tue le plus d'enfants en bas âge. Aussi bien, la polymortalité infantile constitue-t-elle un excellent signe, essentiellement propre à éveiller l'attention, à diriger le médecin dans une certaine voie, à ouvrir en un mot, comme on dit, une *piste diagnostique*, et tout est là bien souvent pour la découverte de l'hérédo-syphilis.

« Quel plus probant exemple (entre tant d'autres) aurais-je à citer que ce cas où mon père, à propos d'un prétendu sarcome du petit bassin, fut conduit à mettre en cause l'hérédo-syphilis par ce fait seul que le malade avait perdu *douze* de ses frères ou sœurs en bas-âge? Personne jusqu'alors n'avait songé à l'hérédo-syphilis, et il n'y avait aucune raison d'y penser, lorsque ce renseignement surgit de l'anamnèse. Remarqué, il devint un trait de lumière; il découvrit une piste où l'on s'engagea; bref, très positivement ce fut ce renseignement de polymortalité infantile qui sauva le malade en provoquant la mise en œuvre du traitement spécifique (1). » (Edm. Fournier.)

(1) Ce fait est raconté plus loin, p. 89.

*
* *

Stigmates indirects (suite). — II. Enquête sur les collatéraux.

II. — D'autres fois la piste diagnostique sera ouverte par une enquête faite sur les collatéraux :

De deux choses l'une, en effet :

Ou bien cette enquête démontrera sur un ou plusieurs desdits collatéraux, et cela soit de par les antécédents morbides, soit de par tels ou tels stigmates actuels, l'existence possible, probable ou même certaine, d'une tare hérédo-syphilitique;

Ou bien elle établira sur eux l'absence de tout signe suspect.

Dans la première alternative, la constatation de la syphilis sur les autres enfants de la même famille constituera tout naturellement, forcément, une présomption en faveur de l'existence de la même tare sur le sujet porteur de la lésion en litige; — comme, de même, la seconde alternative établira une présomption en sens opposé.

Cela, le bon sens le préjuge et l'expérience le confirme. Nombre de fois, en effet, il est arrivé qu'en pareille condition des diagnostics obscurs ont été éclairés par des lésions ou des stigmates constatés sur un ou plusieurs des collatéraux.

Exemple :

Un jeune homme de 17 ans vint à être affecté — chose rare — d'un large ulcère de jambe qui avait bien la physionomie d'un ulcère gommeux, mais qu'on se refusa longtemps à considérer comme tel par absence de tout antécédent de syphilis sur le sujet, qui était encore vierge, et sur ses ascendants, qui protestaient énergiquement contre une telle imputation. Mandés en consultation, M. le Dr Barié et moi décidâmes enfin, malgré toutes les objections qui nous furent opposées, le recours au traitement spécifique, et cela sur la raison suivante : une jeune sœur du malade, âgée de seize ans, avait été affectée l'année précédente d'une ophtalmie grave que le Dr Chevallereau avait diagnostiquée « kératite interstitielle spécifique », et traitée comme telle avec un plein succès. Eh bien, il en fut de même pour l'ulcère du jeune homme; car, à peine la médication iodo-mercurielle fut-elle mise en usage que, rebelle jusqu'alors, cet ulcère commença à se modifier, pour se cicatriser bientôt avec une rapidité significative.

Un tel fait n'avait pas échappé à la clairvoyance habituelle d'Hutchinson, à qui l'histoire de l'hérédo-syphilis est tant redevable. Il a été signalé de même par un autre maître (1),

(1) Jackson, *Saint Andrews medical graduates Association Transactions*, 1867, p. 159.

H. Jackson, qui, à propos de l'épilepsie hérédo-syphilitique, a écrit ceci :

Il est tout à fait remarquable que, dans une famille syphilitique, certains enfants ne présentent rien qui puisse éveiller le soupçon d'une hérédité syphilitique, et que d'autres au contraire offrent des signes très accentués de syphilis héréditaire... Un jour, on m'amena un enfant épileptique. Je l'examinai et ne trouvai rien autre à diagnostiquer sur lui qu'une épilepsie essentielle. Puis, à quelque temps de là, j'eus occasion de voir la cadette de mon petit malade, et je découvris sur elle des dents syphilitiques, des cicatrices péribuccales, des cornées nuageuses, etc. De tels symptômes, attestant une hérédité syphilitique bien manifeste sur cette dernière enfant, me conduisirent très légitimement à rattacher l'épilepsie de son frère à une cause de même ordre.

« Aussi bien, ajoute comme conclusion notre éminent collègue, une règle absolue de pratique s'impose-t-elle au médecin qui est consulté pour un enfant épileptique ; c'est *d'examiner les frères et les sœurs de cet enfant*, en vue de rechercher sur eux ce qui pourrait faire défaut sur lui, à savoir des signes de syphilis héréditaire. »

Tout cela en somme revient à dire qu'il faut rechercher les traces de la syphilis *partout où il peut y avoir chance de les trouver*. C'est qu'en effet le diagnostic en cause est non moins difficile qu'important. Nombreuses sont les erreurs, nombreux sont les mécomptes en pareille matière. Il faut avoir procédé personnellement à des enquêtes de ce genre pour en connaître les écueils, les incertitudes, les obscurités, pour savoir combien il est fréquent de se heurter à l'ignorance, à l'indifférence, à la dissimulation, au mensonge, etc. On ne saurait croire ce qu'il y a de par le monde de syphilis ignorées ou oubliées, sans même parler de celles que les intéressés couvrent d'un voile impénétrable. Exemple typique du genre : Une petite fille de douze ans est prise d'accès épileptiformes. On soupçonne d'après divers signes que cette enfant doit son épilepsie à une affection syphilitique héréditaire. Le père, interrogé, nie tout accident suspect; puis, à quelque temps de là, il succombe à une syphilis cérébrale que révèle l'autopsie!

Il est indispensable, on le conçoit de reste, de soustraire l'enquête à de tels risques d'erreurs. Et c'est pour cela que je la réclame aussi complète, aussi minutieuse, aussi approfondie que possible; c'est pour cela qu'au besoin je la souhaite *générale*, c'est-à-dire étendue à tous ceux qu'elle peut atteindre.

A mon tour, j'ajouterai aux faits qui précèdent le cas suivant, que je ne résiste pas au désir de citer, vu son enseignement pratique dont on va juger l'importance :

Une jeune fille m'est amenée pour un ulcère de jambe que je crois devoir rapporter à une syphilis héréditaire d'après les vestiges non douteux d'une kératite interstitielle du jeune âge. Je prescris un traitement spécifique, qui, comme dans les cas où le diagnostic tombe juste, fait aussitôt merveille. La jeune malade est enchantée. Dans sa joie, un jour elle s'écrie devant moi : « — Ah ! si mon pauvre frère pouvait donc guérir de la sorte ! » Je m'informe de ce frère et j'apprends qu'il souffre depuis longtemps d'une maladie des yeux, pour laquelle il a été réformé du service militaire. Un soupçon me traverse alors l'esprit, et je demande à voir ce jeune homme. Quelques jours après il arrive à Paris et je l'examine. Je le trouve à demi aveugle ; mais, contrairement à ce que j'espérais, je ne relève pas sur lui le moindre stigmate d'hérédo-syphilis. Je l'adresse aussitôt à mon ancien élève et ami le Dr Trousseau, qui me le renvoie avec ce diagnostic : « Menace d'atrophie optique ; acuité visuelle réduite à 1/4 ; évolution plus avancée à gauche ; origine hérédo-spécifique très acceptable et même souhaitable. »

D'un commun accord nous prescrivons un traitement spécifique énergique. — Résultat, après quelques mois : grande amélioration de l'œil gauche, guérison complète de l'œil droit.

Il convient toujours de remonter aux *causes premières* des événements. Or, en l'espèce, à quoi le jeune homme en question a-t-il dû de ne pas devenir aveugle? A la kératite de sa sœur, qui a fait reconnaître sur elle et, par ricochet, sur lui, l'existence d'une syphilis héréditaire. C'est donc, en somme, à un renseignement recueilli sur un collatéral qu'il faut faire honneur de cette guérison.

Est-il besoin d'ajouter que, suivant toute logique, les indications diagnostiques fournies de la sorte par l'examen des collatéraux sembleront d'autant plus valables et seront d'autant mieux acceptées qu'elles révèleront le plus souvent telle ou telle particularité de l'ordre de celles qu'il est usuel de rencontrer dans le cortège de l'hérédo-syphilis, comme par exemple : ophtalmies de l'enfance, avec cécité passagère; — écoulements d'oreilles et troubles auditifs; — éruptions cutanées ou muqueuses; — lésions de la gorge avec perforation palatine ou vélo-palatine; — lésions nasales avec ou sans déformation du nez; — lésions osseuses (exostoses, ostéites, rachitisme); — troubles nerveux : convulsions, épilepsie, paralysies, et, *a fortiori*, paralysie générale juvénile, ou tabès, ou maladie de Little; — comme aussi, au cas de terminaison fatale, mort en tout bas âge, mort rapide et sans cause, ou bien encore, mort « par convulsions » ou « par méningite », deux vocables qui se rencontrent à tout moment dans les observations de syphilis héréditaire.

C'est qu'en effet, je le répète une dernière fois, la *collatéralité* implique la *solidarité morbide*, et que la découverte d'une tare héréditaire sur un membre d'une famille devient une charge de signification identique pour tous les autres membres de cette famille.

*
* *

Stigmates indirects (suite). — III. Hydramnios. — Gémellité.

Qu'il me soit permis d'adjoindre à l'ordre des stigmates indirects étudiés dans le chapitre précédent les deux particularités suivantes, dont la relation avec l'hérédo-syphilis, bien que restée méconnue ou presque méconnue jusqu'à ce jour, me paraît cependant indéniable, tant sont fréquentes les occasions de les constater.

I. — La première est un accident de grossesse qu'on appelle l'*hydramnios* (hydropisie de la poche amniotique). De vieille date (c'est-à-dire dès mes premières leçons professées à Lourcine vers 1881) j'avais signalé l'hydramnios comme un accident qu'il n'est pas rare d'observer dans la période secondaire de la syphilis, et depuis lors l'observation d'un grand nombre de cas de même ordre m'a confirmé pleinement dans cette idée. L'hydramnios serait donc pour moi un résultat possible d'une infection syphilitique. Ce qui, d'autre part, a achevé de fixer mes idées sur ce point, c'est une remarque des auteurs qui ont le mieux étudié la question (du professeur Bar, par exemple), remarque d'après laquelle l'hydramnios s'observerait surtout en coïncidence avec des *malformations fœtales* ou avec des *grossesses gémellaires*. Or, précisément, malformations fœtales et grossesses gémellaires sont des produits fréquents de syphilis. C'est, enfin, ce fait qu'il n'est pas rare de voir l'hydramnios se répéter chez les femmes syphilitiques, au cours de plusieurs grossesses.

Tels sont les cas suivants que je citerai comme exemples :

Dans un ménage syphilitique que j'ai longtemps traité, quatre grossesses se terminèrent de la façon suivante : deux par avortement et hydramnios ; dans la seconde, le fœtus fut en outre reconnu syphilitique ; — et deux autres par accouchement à terme, une fois avec *enfant hydrocéphale*.

Second cas :

La femme d'un de mes anciens camarades, restée indemne au contact d'un mari syphilitique, eut quatre grossesses, qui, *toutes les quatre*, se compliquèrent d'hydramnios; les deux premières avec enfants morts, dont l'un fut reconnu syphilitique; les deux dernières avec enfants syphilitiques qui survécurent.

Troisième exemple :

Une femme syphilitique eut avec un amant syphilitique quatre grossesses, dont deux avec hydramnios et l'une avec fœtus monstrueux. — La troisième grossesse fut gémellaire. — La quatrième, survenue après traitement, donna à terme un enfant indemne.

II. — Bien plus étonnante est la seconde particularité dont il me reste à parler. Elle consiste en ceci : *gémellité trouvant parfois* (non pas « toujours », bien entendu, comme on me l'a fait dire) *son origine causale dans la syphilis.*

C'est là un point que je professe également depuis longtemps; c'est même là pour moi une conviction, à laquelle j'ai été conduit, non pas à coup sûr par des vues théoriques (comment aurais-je des vues théoriques en une matière qui m'est étrangère?), mais par l'examen des faits, à savoir : 1° par la lecture de *très nombreuses* observations de syphilis où il est question de grossesses gémellaires; — 2° par mon expérience personnelle. Positivement j'ai vu trop de jumeaux dans les ménages syphilitiques pour que ce soit là un pur hasard, une simple coïncidence toute fortuite.

Mais quelle est au juste cette gémellité d'origine spécifique? Quelle est-elle par rapport à la gémellité d'autre origine, à la gémellité banale, commune? Cela, je ne saurais le dire, et personne, je crois, ne saurait encore le dire, pour la raison très simple que la question n'a pas encore été prise en considération par les seuls compétents en la matière, à savoir nos accoucheurs, pour qui le problème semble ne pas exister (1). — Puis, question plus grave, quelle est donc l'explication du fait, quelle en est la pathogénie? — Cela, je le sais encore bien moins. C'est donc là, au total, un fait que je constate, sans pouvoir m'en rendre compte, et je m'en tiens prudemment à dire ceci : la syphi-

(1) Exception faite pour M. le professeur Bar, qui vient de publier une note intéressante sur ce sujet, prélude d'un travail qui sera beaucoup plus étendu (*Bulletin de la Société d'obstétrique de Paris*, 1899, p. 242).

M. G. Keim, d'autre part, s'est efforcé de mettre en relief les rapports de la gémellité avec l'hérédo-tuberculose. (Même recueil, 1899, 237.)

lis fait sûrement des jumeaux; mais je ne sais ni pourquoi, ni comment.

*
* *

Fréquence vraie des stigmates personnels d'hérédo-syphilis sur les hérédo-syphilitiques. — Variétés.

De l'étude qui précède nous pouvons déduire actuellement quelques conclusions, à savoir :

1° Que **l'infection hérédo-syphilitique est susceptible de s'inscrire sur le corps de ses victimes par des marques ineffaçables, par de véritables stigmates**;

2° Que **cette stigmatisation personnelle des hérédo-syphilitiques n'est cependant pas constante, fatale.** D'une façon bien certaine les stigmates habituels de l'hérédo-syphilis font défaut en quelques cas; ou du moins, s'il en existe, nous ne savons pas les dépister. Disons, du reste, que les cas de ce genre diminuent de nombre de jour en jour, à mesure que s'accroissent nos connaissances sur le sujet;

3° Que, **si elle n'est pas constante, cette stigmatisation des hérédo-syphilitiques est pour le moins fréquente, habituelle,** voire **très habituelle.**

Cette question de fréquence étant importante à préciser en vue de juger de l'étendue des bienfaits possibles à espérer d'un traitement préventif basé sur la notion des stigmates, j'ai essayé de la déterminer avec quelque précision, et voici comment j'ai procédé. J'ai pris dans mes cartons trois catégories de cas bien tranchés et *bien étudiés*, relatifs à divers accidents syphilitiques constatés sur des sujets incontestablement hérédo-syphilitiques (de par syphilis avérée des ascendants), à savoir : 1° observations relatives à des ulcères phagédéniques de divers sièges ; — 2° observations relatives à des cas de tabès ; — 3° observations relatives à des cas de paralysie générale ; — et, cela fait, j'ai recherché combien de fois les stigmates hérédo-syphilitiques ont été constatés sur la personne des malades dans chaque lot de ces observations, combien de fois au contraire ils ont fait défaut. Or, ce dépouillement m'a fourni les résultats suivants :

1er lot : Observations relatives à des ulcérations phagédéniques	13 cas
Cas où des stigmates directs, personnels, d'hérédo-syphilis ont été dûment constatés	12 —
Cas où de tels stigmates n'ont pas été rencontrés	1 —
2e lot : Observations relatives au tabès	18 cas
Stigmates constatés	16 —
Absence de stigmates	2 —
3e lot : Observations relatives à des paralysies générales	7 cas
Stigmates constatés	5 —
Absence de stigmates	2 —

Additionnant, j'ai abouti à ceci :

Sur 38 cas, constatation de stigmates personnels d'hérédo-syphilis notée en . . . . 33 cas
Sur 38 cas, absence constatée de tels stigmates en . . . . . . 5 —

Cette proportion de stigmates constatés (33 fois sur 38 cas) est tout à fait significative et ne comporte pas de commentaires.

Il suit donc de là que, **pour la très grande majorité des cas, nous aurons à constater sur nos malades hérédo-syphilitiques des stigmates d'hérédo-syphilis**. — C'est là un point très essentiel à enregistrer en vue des discussions qu'a déjà soulevées et que ne manquera pas de soulever encore la question capitale du traitement préventif à instituer pour l'hérédo-syphilis.

Cela établi, besoin est d'ajouter que ces stigmates sont sujets à de grandes variétés et à des variétés de tout ordre, à savoir :

Variétés comme *siège* et comme *modalité clinique* (cela nous le savons déjà par ce qui précède); inutile d'insister;

Variétés comme *nombre* (Exemple : De deux frères hérédo-syphilitiques, l'un, l'aîné, était littéralement criblé de stigmates de tout genre, stigmates oculaires, stigmates auriculaires, stigmates dentaires multiples, stigmates osseux, malformations crâniennes, asymétrie faciale, dénivellation oculaire, etc., etc.); — tandis que sur le cadet on ne trouvait à noter, malgré l'examen le plus complet, que certaines dystrophies palatines et dentaires, encore de l'ordre des plus banales (1);

Variétés comme *importance clinique*. Ainsi, rudimentaires et tout à fait insignifiants chez les uns, ils peuvent consister sur d'autres en des dystrophies sérieuses, voire incompatibles avec la prolongation de l'existence;

Variétés comme *esthétique*, comme *physionomie générale* des individus, etc.

En effet, il n'est pas jusqu'à l'esthétique qui ne puisse être influencée très différemment par l'hérédité syphilitique. Ainsi, il est nombre de cas où la tare hérédo-syphilitique imprime à l'habitus et à la physionomie un véritable cachet de déchéance, en créant des sujets petits, rabougris, étriqués, mal bâtis, vieillots, et en affligeant le visage de réelles disgrâces par malformations diverses (écrasement du nez à sa base (*nez camard*, *nez en pied de marmite*), bosselures frontales, asymétries, engrenage vicieux des arcades dentaires, prognathisme, difformités dentaires, teint terreux, grisâtre et sale des téguments, etc.). Je pourrais citer comme exemple une pauvre jeune fille que je traite depuis longtemps et qui, affligée de la

(1) V. *Annales de dermatologie et de syphiligr.*, 1898, p. 156.

sorte, réalise un type accompli de laideur, voire de laideur presque rare et quelque peu spéciale.

Puis, inversement, il n'est pas rare de rencontrer des hérédo-syphilitiques grands, bien faits, bien découplés, voire élégants d'extérieur, et à physionomie ne présentant rien que de régulier, de normal, de courant.

Et il y a plus même, car il n'est pas impossible que de tels sujets soient remarquables par de réels avantages extérieurs. Un jeune homme que je connais de vieille date, fils de père et de mère syphilitiques et syphilitique lui-même, est un grand et solide gaillard bien découplé, élégant d'allure, très bien doué comme physionomie.

« Trois de mes clientes, dit mon père dans une de ses leçons, l'une encore jeune fille et les deux autres mariées, sont de fort belles personnes, grandes, élancées, jolies, quoique toutes trois hérédo-syphilitiques. Or, contraste des plus curieux, toutes trois, bien qu'absolument épargnées au point de vue dystrophique, ont été aussi rudement malmenées que possible par la syphilis; car l'une d'elles a été affectée de très graves lésions naso-pharyngées avec nécroses; — une autre est devenue tabétique; — et la troisième a perdu l'ouïe d'une façon presque subite.

« Cette dernière considération est à coup sûr très digne de remarque. Car on se représente généralement les hérédo-syphilitiques comme des êtres déchus, dégradés, dégénérés, fatalement destinés à traduire leur tare héréditaire par quelque disgrâce d'habitus et de physionomie. Et c'est là, en effet, un type qu'ils réalisent quelquefois, comme je viens de le dire; mais il importe de savoir, pour se tenir en garde contre des surprises diagnostiques, qu'ils peuvent se présenter sous de tout autres allures. On a cité le cas d'enfants hérédo-syphilitiques qui furent primés dans des concours de bébés. J'ai vu, raconte le Dr Antonelli, un enfant de deux ans, tellement beau qu'il venait de remporter la médaille dans un concours de bébés, faire une gomme de la malléole; or, c'était le fils d'un homme qui avait eu la syphilis dix ans auparavant (1). »

*
* *

Plusieurs ordres de services à attendre des stigmates d'hérédo-syphilis. — I. Services diagnostiques. — Cas où le diagnostic n'a pu être établi que grâce aux indications fournies par de tels stigmates.

J'arrive au point capital de cette étude.

---

(1) Edmond Fournier, *Recherche et diagnostic de l'hérédo-syphilis tardive*, Paris, 1907.

A coup sûr, l'intérêt ou, disons mieux, l'importance, l'importance pratique des stigmates d'hérédo-syphilis, réside dans les services *diagnostiques* et, partant, *thérapeutiques* et, plus encore, *préventifs* qu'ils sont susceptibles de rendre aux malades que nous avons en vue. La méconnaissance de tels services constitue la troisième faute que j'étudie actuellement et que je considère comme l'une des plus préjudiciables auxdits malades.

I. — Un premier fait ne sera pas susceptible de contradiction. Incidemment, dans ce qui précède, j'ai déjà eu l'occasion de le signaler, mais il ne sera pas superflu d'y revenir d'une façon spéciale pour mieux le mettre en relief. Il se résume en ceci : c'est qu'en nombre de cas des lésions syphilitiques survenues sur des sujets hérédo-syphilitiques n'ont pu avoir leur diagnostic fixé que d'après tel ou tel stigmate d'hérédo-syphilis. Positivement ils n'ont dû d'être reconnus pour ce qu'ils étaient et rapportés à leur véritable origine qu'à tel ou tel témoignage emprunté à la séméiologie de l'hérédité spécifique.

Exemple, entre tant d'autres que j'aurais à citer :

Un jeune garçon d'une douzaine d'années était traité depuis plusieurs mois pour une ulcération de l'arrière-gorge ayant envahi une partie du voile et du pharynx et réputée d'origine tuberculeuse. Diverses médications, en harmonie avec ce diagnostic, n'avaient donné aucun résultat favorable. De guerre lasse, un autre médecin fut mandé. Celui-ci (je m'empresse de le revendiquer pour un élève de Saint-Louis), frappé de la conformation crânienne de l'enfant, à laquelle on n'avait pas prêté attention jusqu'alors, et la considérant comme un stigmate peu douteux d'hérédo-syphilis, modifia complètement la ligne de conduite et mit en œuvre le traitement spécifique. Tout aussitôt modification de l'ulcère, puis cicatrisation obtenue en quelques semaines.

Je le répète, les faits de ce genre sont légion aujourd'hui. Je n'insisterai donc pas.

II. — Mais ce qui est non moins authentique, c'est qu'en certains cas les indications fournies par les stigmates en question ont été les premières à *donner l'éveil* sur des syphilis ignorées, sur des syphilis dont on n'avait pas le soupçon, qu'on ne supposait pas, qu'on n'avait pas motif de mettre en cause, et qu'elles ont de par elles seules déterminé l'institution de traitements qui ont pu *sauver la vie* des malades.

J'ai en souvenir un cas de cet ordre que je tiens de mon collègue et ami le professeur Gaucher. Il se résume en ceci :

On amène, ou plutôt on *apporte* à l'hôpital Saint-Antoine une jeune femme sans connaissance, hémiplégique, inerte. Nul renseignement n'est fourni. Situation grave, donc, cela va sans dire. Que faire ? D'un examen complet et minutieux de la malade ressort *un seul indice* qui ait peut-être une signification : *état du système dentaire* semblant favorable au soupçon d'une hérédité spécifique. Sur cette donnée et sur cette donnée *seule*, M. Gaucher prend le parti de mettre en œuvre immédiatement un traitement mercuriel et ioduré. — Résultat : guérison de la malade. — Plus tard, des renseignements bien positifs vinrent confirmer sur cette malade le diagnostic d'hérédo-syphilis.

III. — Mais il y a plus et je ne veux pas vous faire grâce de ce qui va suivre. Car ce qui me reste à ajouter contient un enseignement inattendu qu'on n'imaginerait pas. A savoir : que parfois tel ou tel des stigmates en question a pu **indirectement** (indirectement, notez cela) jeter la lumière sur un cas obscur et fournir au diagnostic un secours inespéré, voire devenir un *stigmate sauveur*.

C'est ainsi qu'un de mes malades affecté d'une tumeur que, par une heureuse chance, on avait jugée « inopérable », fut soumis au traitement spécifique *sur la foi d'un stigmate oculaire constaté sur son frère aîné* et, contre l'attente générale, guéri, absolument guéri par ce traitement. Le cas mérite d'être conté ; le voici succinctement.

Un jour il m'arriva d'être mandé en consultation près d'un malade âgé de 34 ans, que l'on disait affecté d'une tumeur du petit bassin, tumeur diagnostiquée *sarcome* et déclarée *inopérable* par trois de mes collègues de la Faculté. On désirait savoir de moi « s'il n'y aurait pas quelque chance pour que ladite lésion dérivât d'une origine syphilitique », bien que le malade reniât tout antécédent suspect.

Je ne dirai rien sur les détails de mon examen. Je ne pus que partager l'opinion de mes collègues. Je recherchai la syphilis, mais vainement.

Toutefois, dans la conversation que j'avais eue avec ce malade, une particularité suspecte m'avait frappé, à savoir : **singulière mortalité infantile** dans les antécédents de famille; ainsi : sur 15 frères et sœurs, 12 morts, dont la plupart en bas âge.

On sait quelle indication se rattache le plus souvent à ces hécatombes d'enfants. Donc, sur cette donnée, je me mis à rechercher sur mon malade ces fameux stigmates qui sont de si précieux indices révélateurs de la tare hérédo-syphilitique. Vains efforts; de ce côté, encore, je ne trouvai rien. Seul, restait l'œil à examiner; je donnai pour cela l'adresse d'un ophtalmologiste, et me retirai.

Or — c'est ici que commence le pittoresque de l'observation — quelques heures ne s'étaient pas écoulées depuis cette consultation que je recevais chez moi la visite d'un monsieur qui n'était autre que le frère aîné du malade. Il m'apportait de mon confrère et ami le Dr Antonelli une double réponse ainsi conçue : « Sur les yeux de votre malade, rien de suspect. — Mais, sur ceux du frère de votre malade, *stigmates certains de syphilis congénitale.* »

Sur cette donnée, mon parti fut pris aussitôt. Je me décidai à soumettre le malade, non pas à un de ces traitements mollasses et de pure forme, comme on en prescrit souvent alors qu'il n'est rien à en espérer, mais à un véritable traitement spécifique (injections mercurielles et iodure de potassium à bonnes doses), traitement capable de produire un effet curatif au cas où un effet curatif ne serait pas impossible. Et cependant, à cette époque, je dois le dire, je n'avais guère confiance. Je n'avais certes jamais rien vu, et mes lectures ne me rappelaient rien dans la syphilis qui ressemblât à la lésion de mon malade, ni comme siège, ni comme étendue, ni comme forme d'infiltration, ni comme physionomie générale.

Qu'on me passe la façon de dire, j'aurais parié et parié gros contre la syphilis et contre l'heureux résultat de mon traitement, en faveur du cancer et d'une issue d'un tout autre genre. Eh bien, j'aurais perdu mon pari.

Et, en effet, le traitement en question (injections de benzoate mercuriel à 2 centigr. par jour, et iodure de potassium, de 4 à 6 grammes quotidiennement) était à peine institué depuis une semaine qne déjà un semblant de mieux s'annonçait. — Dix jours plus tard, il n'y avait plus de doute. Un processus résolutif s'était constitué dans la tumeur, qui semblait s'atrophier, se réduire sur tous les points. — Dès le vingtième jour, on pouvait la dire diminuée d'un bon tiers.

Bref, après deux mois, il n'en restait plus trace ; elle s'était résorbée, elle avait disparu, absolument et complètement disparu. — Parallèlement, l'état général s'était modifié de la façon la plus heureuse. — La *guérison*, en un mot, était assurée (1).

*
* *

Services à attendre des stigmates (suite). — II. Services thérapeutiques. — Modification exercée par le traitement sur la constitution de l'hérédo-syphilis, sur la personnalité hérédo-syphilitique.

Mais j'ai hâte d'arriver au point où réside pour nous, dans la question actuelle, l'intérêt

(1) Cette observation, qui a été relatée dans tous ses détails devant l'Académie de Médecine (séance du 21 octobre 1902), a eu une suite, suite à laquelle je suis resté étranger et qui a été une confirmation pour le diagnostic et le traitement. Cette suite a été décrite par MM. les Drs Albert Mouchet et Jean Nicolaïdi, puis communiquée à la Société de Médecine de Paris (séance du 29 février 1909). Elle se résume en ceci :

Six ans environ après la guérison obtenue par moi (c'est-à-dire alors que le malade avait 40 ans), reproduction de la tumeur au même siège et avec les mêmes symptômes. C'est-à-dire réapparition, dans le petit bassin, d'une infiltration diffuse, semblant coiffer la vessie, enserrant et comprimant tous les organes de la région, formant comme la première fois une masse dure, du volume du poing, sans retentissement ganglionnaire, etc. Cette fois encore, réunion des spécialistes les plus autorisés; cette fois encore, avalanche de diagnostics des plus variés : *sarcome de la prostate, kyste hydatique rétro-vésical, tuberculose pelvienne, lymphangite chronique péri-vésicale, cancer en cuirasse, péri-sigmoïdite*, etc. Cette fois encore, essais infructueux de diverses médications, puis retour nécessaire à la médication mercu-

principal. Ce point est l'influence puissante, bienfaisamment puissante, qu'exerce le traitement spécifique sur le sujet hérédo-syphilitique; et cela non plus en tant que médication répressive d'accidents syphilitiques vrais, incidemment survenus chez le sujet hérédo-syphilitique, mais en tant que traitement *de fond*, si je puis ainsi parler, en tant que traitement affectant la personne même de l'hérédo-syphi-

---

rielle sous forme d'injections au benzoate. — Or, dès le premier mois, amélioration de l'état général et diminution de la tumeur. Puis, finalement, « en deux mois, la tumeur fond progressivement et disparaît d'une façon absolue. Le malade, complètement guéri, reprend ses occupations dans un état de santé parfaite ».

Ainsi donc, disent les auteurs, l'observation se résume en ceci : « reproduction *in situ* d'une cellulite pelvienne gommeuse, dont la nature syphilitique héréditaire est prouvée par l'énorme polymortalité infantile dans la famille du malade, et surtout par les signes de syphilis congénitale du fond de l'œil, présentés par le frère aîné. Voilà la caractéristique de notre observation. »

« A noter ces deux entrées en scène *si tardives* de l'hérédo-syphilis (à 34 et 40 ans).

« A noter, enfin, que le sujet ne présentait par lui-même aucun stigmate d'hérédo-syphilis, et que l'hérédo-syphilis ne put être affirmée que par l'examen du frère aîné.

D'où le précepte si important de *ne jamais négliger l'examen des collatéraux* toutes les fois qu'on soupçonne la syphilis héréditaire.

« On connaît le propos classique : « *lorsqu'on lui découvre une tumeur, heureux le malade qui a eu la vérole !* » — Nous dirions volontiers dans le cas présent : *heureux le malade dont le père a eu la vérole !* »

litique, modifiant son état général, son être, son énergie de vitalité, son activité de développement et de croissance, etc.

Cette action modificatrice de la personnalité hérédo-syphilitique (je ne crains pas, vous le voyez, de me répéter pour me faire bien comprendre) est quelquefois extrêmement remarquable, comme dans les cas suivants que je citerai à titre de spécimens et sur lesquels j'appelle toute votre attention.

I. — Un enfant, issu de souche syphilitique, vient au monde avec une grosse tête, qui continue de grossir après la naissance. Il reste dans un état de chétivité, d'hypotrophie, et de non-développement qui finit par alarmer sa famille. Je suis consulté à ce moment et je prescris le traitement spécifique sous forme de frictions mercurielles et d'iodure.

Résultats : la tête cesse de grossir; la croissance s'accentue, l'état général s'améliore. Bref, le petit malade se transforme littéralement. Si bien qu'aujourd'hui c'est un bel enfant de trois ans, bien portant, bien développé, et d'intelligence semblant pour le moins moyenne.

II. — Un ménage syphilitique donne naissance à une enfant qui m'est amenée seulement à l'âge de 2 ans et 8 mois. Cette enfant n'a jamais présenté le moindre accident syphilitique; elle est de bonne santé et d'assez belle apparence. Mais trois stigmates traduisent sur elle la tare héréditaire, à savoir : dents irrégulières et cariées; — tête volumineuse et front mal formé. — En outre, elle ne parle absolument pas, ou plutôt et très exactement son vocabulaire se borne à trois tronçons de mots : *ma* pour maman, *bou* pour bougie, et *la* pour appeler sa petite sœur Julia. — Je la soumets au traitement spécifique.

Résultat : Trois mois plus tard, l'enfant ébauche quelques mots, babille, puis ne tarde pas à parler.

III. — De même, j'ai vu un enfant hérédo-syphilitique, qui était resté presque nain jusqu'à l'âge de 10 ans, se mettre à grandir et à se développer quelques mois après avoir été soumis à la médication spécifique, cela à propos d'une exostose récente du tibia. Sa croissance, qui semblait enrayée, subit très positivement une impulsion soudaine et remarquablement intense, à dater du jour où le mercure et l'iodure furent mis en œuvre. En sorte que l'exostose en question a semblé être pour cet enfant un bénéfice de nature et marquer l'origine, le signal de sa guérison.

IV. — J'ai dans mes notes l'histoire d'une petite fille hérédo-syphilitique, qui, lorsqu'elle me fut amenée pour la première fois, à treize ans, me sembla presque *naine*, et, de plus, réduite de toutes proportions, ratatinée, étriquée et comme atrophiée d'une façon générale. Eh bien, soumise au traitement spécifique, cette enfant non seulement guérit des accidents spécifiques qu'elle présentait alors, mais *guérit aussi de sa dystrophie*. En deux ans, elle se transforma, elle se métamorphosa, le mot n'a rien d'exagéré. Elle grandit, elle acquit une taille moyenne ; elle se développa en proportion ; son teint devint meilleur, ses forces s'accrurent ;

toutes ses fonctions, qui étaient dans un état d'alanguissement absolu, revinrent à la moyenne physiologique. Bref, de *ridicule*, de *grotesque* qu'elle était, elle devint en deux ans une fillette « *comme une autre* », de développement moyen et de santé moyenne. Par rapport à ce qu'elle était deux ans plus tôt, tout le monde s'accordait à la trouver *méconnaissable*.

Et que de cas de cet ordre n'aurais-je pas à emprunter à des confrères! J'en ai déjà cité un des plus intéressants dû à M. le Dr Audistère. Qu'on me permette d'y ajouter le témoignage d'un autre praticien distingué, le Dr Ozenne.

Parlant de ces cas fréquents où l'hérédo-syphilis, bien que démontrée comme origine, ne s'atteste par aucun signe formel, il ajoute :

« ... Lorsqu'un examen soigneux aura permis d'écarter toute autre cause pouvant rendre compte de la petitesse de taille, de la gracilité des formes, du facies vieillot et souffreteux, de la chétivité en un mot, je juge formellement indiqué d'instituer la médication mercurielle. J'ai eu l'occasion d'agir ainsi plus d'une fois, et j'ai vu une transformation rapide de l'organisme se produire.

En moins d'une année de tels enfants cessent de mener la vie languissante qu'ils traînaient; leur facies se colore et se remplit, leurs os s'allongent, leurs muscles grossissent, leur force s'accroît, leur intelligence s'éveille. « Je craignais fort, me disait un jour une mère, que ma fillette ne restât *naine*, mais depuis un an elle a joliment rattrapé le temps perdu. »

A-t-on quelque avantage à attendre qu'une manifestation vienne renforcer l'hypothèse ainsi faite? Je ne le pense pas; car la preuve, comme l'a dit justement M. Audistère, peut être sérieuse et léser pour toujours un organe; ou bien elle peut se faire attendre longtemps, et, pendant cette période silencieuse, la dégénérescence ne fera qu'empirer et l'infantilisme s'accroître, comme je le voyais l'année dernière chez une jeune fille de province.

Petite, mince, fluette, ladite jeune fille paraissait avoir 12 ou 13 ans alors qu'elle en avait réellement 17. Son teint était pâle, ses yeux cernés, ses cheveux ternes, ses chairs flasques et sans fraîcheur, ses os débiles, son intelligence endormie. C'était un type d'*arriérée*, que sa mère m'amenait en me demandant de l'ausculter et surtout de régulariser sa menstruation qui existait plutôt de nom que de fait. Après l'avoir examinée, mon diagnostic fut peu hésitant, car j'avais jadis donné des soins à son père (alors garçon) pour la syphilis; je prescrivis donc à cette jeune fille du mercure en même temps qu'un traitement général tonifiant.

Or, sous cette influence, l'état général s'améliora promptement; les règles se régularisèrent et la malade commença à devenir réellement jeune fille, ce qui très probablement aurait eu lieu plus tôt si je l'eusse traitée plus tôt comme une hérédo-syphilitique.

Donc, en pareille circonstance, il me paraît préférable de ne pas perdre de temps; il faut *mercurialiser au plus tôt ces êtres défaillants et ne pas les laisser vivre et se développer seulement à moitié.* »

Et l'auteur termine par la conclusion suivante : En résumé, je ne puis que répéter ceci avec M. le prof. Fournier :

« **La constatation des stigmates dystrophiques sur un enfant affecté ou suspect d'hérédo-syphilis est une indication formelle du traitement spécifique**; je regarde ce traitement comme une nécessité, une sauvegarde pour l'avenir, et je suis d'avis d'en continuer l'usage jusqu'au complet développement du sujet. »

Enfin, qu'on n'oublie pas que l'hérédo-syphilis, surtout pendant le jeune âge et l'adolescence, revêt parfois des formes qui donnent facilement le change pour la tuberculose, et que, dans ces cas, le traitement mercuriel peut être du plus utile effet. Dans son beau livre sur *Syphilis et Tuberculose*, M. le Dr Sergent a relaté plusieurs observations relatives à ce point particulier (1). Mais je passe sur cette

(1) Ouvrage cité, p. 70 et suiv. — *Formes scrofuloïdes de la Syphilis*, Soc. médicale des hôpitaux, 1808. — *Évolution et traitement de la Tuberculose chez les Syphilitiques*, Presse médicale, 1908.

J'emprunterai à ce dernier article la citation suivante : « ... Chez les enfants du premier âge, une caverne pulmo-

très intéressante question qui m'entraînerait hors de mon sujet principal.

*
* *

Services à attendre des stigmates (suite). — III. Services préventifs. — Rôle « avertisseur » des stigmates. — C'est une faute médicale de méconnaître les stigmates, de n'en pas comprendre le sens et de n'en pas faire bénéficier les malades.

Je viens d'établir tour à tour : 1° que l'hérédo-syphilis peut être diagnostiquée, sinon toujours, au moins dans la grande généralité des cas, par ce qu'on appelle les stigmates d'hérédo-syphilis; — 2° que les accidents syphilitiques d'hérédo-syphilis trouvent le plus sûr et le plus énergique secours dans le traitement antisyphilitique; — 3° que ce traitement est susceptible d'exercer en outre une modification

---

naire serait un signe d'hérédo-syphilis pour le professeur Hutinel. Voilà certes une particularité intéressante, car on sait combien sont rares les cavernes tuberculeuses à cet âge. Dans de semblables cas, il pourrait être utile d'instituer le traitement spécifique, qui, ne l'oublions pas, peut modifier avantageusement une hybridité de syphilis et de tuberculose, et même influencer heureusement une tuberculose pulmonaire développée chez un hérédo-syphilitique... C'est pourquoi j'ai insisté dans mon livre sur le rôle capital que joue la syphilis et notamment l'hérédité syphilitique dans l'étiologie de la scrofulo-tuberculose, et je n'ai pas craint de conclure que, pour moi, la scrofulo-tuberculose n'est, dans la majorité des cas, *qu'un dérivé de la syphilis.* »

bienfaisante sur la diathèse hérédo-syphilitique quant à ses manifestations propres, telles que : tardivité ou arrêts du développement général, retard de la croissance, retard de la parole, etc.

Eh bien, de cet ensemble de faits ne ressort-il pas, rationnellement au moins, une autre induction ? A savoir : que, possibles à prévoir de par leurs stigmates précurseurs, les accidents d'hérédo-syphilis ne seraient peut-être pas impossibles à conjurer par le traitement spécifique mis en usage **préventivement**, à la façon dont on combat préventivement les manifestations de la syphilis acquise; — donc, qu'un tel mode de traitement devrait, comme règle, leur être appliqué, au moins empiriquement.

Que fait-on dans la syphilis acquise en vue de conférer au malade une sauvegarde contre les éventualités prochaines ou éloignées de la maladie? Rien autre que de la médecine préventive, et cela certes non sans profit, non sans succès, on en conviendra; car nous voyons l'énorme majorité de nos malades, quand ils consentent à subir un traitement méthodique et prolongé, en finir heureusement avec la syphilis. Pour ma part, je n'en suis plus à compter ceux que j'appelle (ambitieusement peut-être) « *mes guéris de la syphilis* », qui, ayant contracté la syphilis de vieille date et traités par moi suivant le mode préventif, n'ont plus eu de démêlés avec elle depuis 25, 30, 40 ans et plus. J'ai donc quelque droit à croire que, dans la syphilis acquise, la médication préventive « a du bon » et qu'elle en a souvent et qu'elle en a pour ainsi dire toujours. Quelle raison aurais-je donc d'en agir autrement avec l'hérédo-syphilis et de refuser à celle-ci le bénéfice de la médication préventive?

En fait, quelle grande différence, au point de vue des éventualités d'avenir, y a-t-il donc entre la syphilis prise par contagion et la syphilis héréditaire? La situation n'est-elle pas la même pour l'une et l'autre, relativement aux éventualités de cet ordre? Nous savons que, dans un cas comme dans l'autre, les malades sont exposés à divers accidents plus ou moins redoutables. Dans le premier cas, nous le savons de par le chancre et les accidents secondaires, préludes obligés des accidents d'un autre âge; dans le second, — voilà la seule différence — nous l'apprenons des stigmates qui font office en quelque sorte de préludes *avertisseurs*, qui sonnent l'alarme à leur façon et semblent dire : Nous sommes la marque d'une proie désignée pour la syphilis. Attention!

Aussi bien de par ce que j'ai vu, de par ce qu'une longue expérience de telles choses m'a appris, ai-je été amené à modifier, du tout au tout, la conduite que je tenais autrefois en pareille occurrence. Je m'explique.

Autrefois, comme tout le monde, je considérais platoniquement les stigmates en question, sans m'en émouvoir, d'une part, et, d'autre part, sans leur demander une inspiration de pratique; et voici qu'aujourd'hui, tout au contraire, j'y prête grande attention, je m'en inquiète et j'en fais la base de ma stratégie thérapeutique. Je crois aujourd'hui qu'il faut prêter attention aux indications qu'ils présagent; et, puisqu'ils annoncent l'éventualité plus que probable d'un orage syphilitique, orage à échéance d'ailleurs imprécise, je juge prudent de me préparer à subir cet orage en plaçant mon malade dans les meilleures conditions possibles pour lui résister. En un mot, je considère les stigmates comme une indication d'agir préventivement contre la maladie, à la façon dont le chancre ou les accidents secondaires m'imposent, dans une syphilis acquise, l'indication de sauvegarder un avenir sûrement menacé.

Bref, de par les stigmates, je suis conduit à la résolution suivante : *engager préventivement la lutte avec la syphilis.*

Rationnelle en principe, je crois, est cette règle de conduite, et j'estime qu'elle sera jugée telle par mes confrères.

Mais, *pratiquement*, que vaut-elle? Je n'ai pas le droit, certes, de la juger encore, car il existe en l'espèce une difficulté majeure pour le praticien, difficulté non insurmontable certes, mais difficile à surmonter : c'est que, pour démontrer ce qui serait à démontrer, je ne dispose que de faits *négatifs*, c'est-à-dire de faits où rien ne s'est produit, de faits, en un mot, calqués sur le schéma suivant : sujet de souche syphilitique, présentant des stigmates d'hérédo-syphilis; — intervention du traitement spécifique; — absence ultérieure de tout accident. — Et c'est tout. — Or, qui ne voit la réponse toute faite à une observation de ce genre? Réponse que voici : « Rien de syphilitique ne s'est produit sur le sujet en question; eh bien! c'est peut-être, c'est même probablement que rien de syphilitique n'avait à se produire. Donc, rien de prouvé en l'espèce, et le fait est nul. » Riposte à laquelle il n'est vraiment pas de riposte possible.

C'est qu'en effet, pour argumenter à coup de faits négatifs, pour démontrer quelque chose par des faits négatifs, il faut un nombre infini de tels cas. Des faits négatifs ne sont démonstratifs que par leur nombre *écrasant*. Or, en l'espèce, ai-je la prétention d'en être là? Non, certes. Quant à moi, j'ai vu assez de cas négatifs de l'ordre en question pour qu'ils aient suffi à faire ma conviction, ma conviction, *à moi*; mais, je n'en ai pas de telles masses à citer que je prétende fixer par elles la conviction d'*autrui*.

Ce que je puis encore, ce que je dois ajouter aux faits précités est ceci :

1° J'ai obtenu parfois de cette méthode préventive, dans des cas plus complets, plus explicites et partant plus démonstratifs, des résultats très satisfaisants, très encourageants, comme celui-ci, par exemple, que j'ai grand plaisir à citer.

J'assiste depuis quatorze ans au réveil, à la transfiguration, si j'ose ainsi parler, d'une enfant hydrocéphale qui m'avait inspiré tout d'abord les plus sérieuses alarmes.

Quand je vis cette petite malade pour la première fois, elle se présentait avec une grosse tête déformée, bosselée suivant le mode natiforme; elle était incapable d'articuler un seul mot; elle était non moins incapable de se soutenir sur les jambes ou d'ébaucher un mouvement intentionnel. Or, soumise depuis lors jusqu'à ce jour à un traitement chronique intermittent, sur le type de celui que j'ai l'habitude d'instituer pour la syphilis acquise, elle commença à se transformer vers l'âge de deux ans.

— Vers la troisième année, elle fit ses premiers pas et balbutia quelques mots. — Puis, au delà, elle continua à se développer d'une façon normale. — Si bien qu'aujourd'hui c'est une fillette jouissant d'une santé moyenne, d'un développement moyen et de toutes ses facultés, notamment de ses facultés intellectuelles. Elle va et vient, joue, cause, jacasse, court, et travaille; elle est même, paraît-il, bonne écolière, et « forte en calcul », dit-on, en tout cas appliquée, intelligente et avisée. Son hérédité ne se traduit plus actuellement que par ceci : un front exhaussé, et deux dents du type hutchinsonien le plus parfait.

Deux détails encore à mentionner : son nez, qui était comme écrasé de base, a perdu cette vilaine apparence; — et, chose plus étrange, un gros lacis veineux, qui occupait une des moitiés du crâne, s'est presque absolument effacé (1).

2° Ce qu'il me faut ajouter, d'autre part, c'est que, inversement, j'ai vu l'omission du traitement préventif en question aboutir plusieurs

(1) Comment? Par quel mécanisme? Je ne saurais le dire. En tout cas, c'est là un fait que j'ai dûment constaté plusieurs fois. Sur plusieurs de mes petits malades, j'ai vu s'atténuer, puis finir par disparaître ces étonnants lacis veineux crâniens, dont on verra un exemple reproduit ici dans la photographie n° 13.

fois à des résultats désastreux, comme dans le cas suivant qui m'a vivement impressionné.

Il y a 25 ans environ, je donnais mes soins à une jeune femme pour une angine vulgaire. Au cours de cette maladie, j'eus l'occasion de remarquer sur elle — non sans étonnement — que ses deux incisives supérieures médianes offraient un type accompli, superbe, absolument parfait, de la *dent d'Hutchinson*, dent remarquable surtout, comme on le sait, par sa bizarre échancrure semi-lunaire. Intrigué, je recherchai sur elle d'autres stigmates d'hérédo-syphilis, mais n'en trouvai aucun. Elle me racontait cependant que, sur 12 frères ou sœurs, elle en avait perdu 8, dont la plupart en tout bas âge. Ces deux particularités me donnèrent bien le soupçon d'une hérédo-syphilis. Mais, comme cette femme se portait absolument bien, comme elle ne présentait pas pour l'instant le moindre trouble fonctionnel, je me bornai à enregistrer dans mes notes ce que je constatais, et je m'en tins là, c'est-à-dire je ne prescrivis pas de traitement spécifique. — A ma décharge qu'il me soit permis de dire qu'à l'époque dont je parle on ne connaissait pas encore la valeur diagnostique de la dent d'Hutchinson, et qu'on ne se préoccupait guère des indications pronostiques à tirer des stigmates d'hérédo-syphilis. Je commis donc alors une faute que je ne commettrais plus aujourd'hui.

Finalement, qu'advint-il? C'est que, cinq ou six ans plus tard, cette femme revint me consulter, mais dans quel état! — Affectée d'un tabès évident, qu'un traitement intensif fut impuissant à enrayer, qui tourna rapidement à la paralysie générale, et fut bientôt suivi de mort.

Or, combien de fois depuis lors n'ai-je pas revu en souvenir ces deux dents d'Hutchinson! Et il m'a été impossible de ne pas me dire que, si j'en avais compris le sens autrefois, et si j'étais intervenu à ce moment, j'aurais eu chance peut-être d'enrayer la marche des accidents.

Je pourrais produire encore plusieurs faits identiques ou analogues. Mais à quoi bon? Je n'aurais dans cette voie que des désastres à signaler. On me croira sur parole.

Eh bien, c'est la considération de tels faits qui m'a conduit à ma conviction actuelle, toute différente, à savoir :

Qu'on commet une grande imprudence, je dirai plus, qu'on se rend coupable d'une faute médicale, en ne tenant pas compte des stigmates d'hérédo-syphilis, en restant indifférent aux dangers qu'ils présagent, en ne réglant pas sa conduite sur eux, bref, en s'abstenant de pres-

crire le traitement, le seul traitement qui puisse être utile en l'espèce.

C'est à une conclusion de cet ordre qu'ont abouti du reste, avec des variantes dans les détails, tous ceux de nos confrères qui prirent part à la discussion soulevée sur ce sujet dans la Société de médecine de Paris, notamment MM. Audistère, Jullien, Antonelli, Ozenne, Leredde, Gustave Weill, etc. (1). Je suis heureux de faire campagne avec eux.

*
* *

Objection à la pratique de l'intervention préventive : « Cette pratique peut être inutile. » — Réponse : « Oui, mais elle peut être utile ; — et, au cas contraire, elle reste indifférente. »

On m'objectera, ou, pour mieux dire, on m'a objecté déjà qu'en agissant de la sorte, je

(1) « ... Quant à moi, a dit par exemple le savant ophtalmologiste Dr Antonelli, ma conviction est faite sur ce point, et je conclurai en disant : que la constatation de stigmates dystrophiques sur un enfant affecté ou seulement suspect d'hérédo-syphilis est une *indication formelle du traitement spécifique,* et cela en l'absence même de manifestations spécifiques antérieures ou actuelles... Cet enfant, **il faut le traiter,** au risque même de le traiter inutilement, car le risque de donner du mercure en pure perte n'est pas bien grave, tandis qu'au contraire les risques sont vraiment graves d'une manifestation infantile désastreuse, comme arrêt de développement, achondroplasie, idiotie, etc .. »

risque pour bon nombre de cas de « faire *œuvre inutile* (sinon nuisible) en condamnant au mercure des sujets qui peut-être n'auront jamais rien à démêler avec la syphilis; car, précise-t-on, dystrophie n'est pas syphilis et on aurait à citer nombre de sujets qui, bien que nés d'ascendants syphilitiques et affectés de tels ou tels stigmates dystrophiques, n'en sont pas moins restés, pour toute leur vie, exempts de manifestations spécifiques ». — Cela est vrai; et cela, je l'ai dit et écrit de vieille date. Je ne juge donc pas l'objection sans valeur, mais j'ai à lui opposer deux réponses que voici :

1° On s'applaudit de n'avoir pas « condamné au mercure » des sujets hérédo-syphilitiques qui, bien que porteurs de stigmates, n'ont jamais présenté d'accidents syphilitiques vrais.

Mais, d'abord, sont-ils donc bien nombreux lesdits sujets ? J'avoue n'avoir pas de statistique sur la question, et je crois bien que tout le monde est sur ce point dans le même cas que moi. Mais, d'après ce que j'ai vu, les faits précisément opposés sont loin d'être rares, et ce sont de tels faits qu'il faut craindre; c'est contre de telles éventualités qu'il nous faut tenir en garde nos malades. A preuve, par exemple, trois observations que je trouve dans mes notes et que je demande la permission de citer, parce que chacune d'elles comporte un enseignement que je me reprocherais d'oublier.

La première est relative à un jeune homme de 19 ans qui, né d'un père syphilitique et n'ayant jamais présenté de manifestations d'ordre spécifique, n'a, pour cette raison, jamais été traité, et cela en dépit de stigmates nombreux d'hérédité spécifique. Or, qu'est-il devenu et qu'est-il aujourd'hui? Un type accompli de dégénérescence physique (à ne parler même que du physique). Ainsi, il a 19 ans; or, on lui en donnerait à peine 12 ou 13, en raison de sa taille qui est celle d'un enfant, de la gracilité de ses formes et de son habitus général.

Eh bien, est-ce que cette déchéance progressive de l'être est d'observation usuelle alors que la médication spécifique est mise en œuvre sur de tels enfants, nativement abâtardis par l'hérédité syphilitique? Est-ce que l'effet habituel de cette médication n'est pas d'enrayer et d'amender cette déchéance? Est-ce que quelques mois seulement de traitement mercuriel n'ont pas suffi parfois à modifier ces organismes défaillants, à déterminer sur eux une sorte de rénovation, à provoquer un élan de la croissance, une activité surprenante du développement? C'est là ce que j'ai vu bien souvent pour ma part : j'en ai déjà, dans ce qui précède, cité plusieurs exemples et j'en aurai encore à produire.

Second cas, contenant un double enseignement. — On sait quelle étroite solidarité relie généralement les uns aux autres les enfants d'un même lit quant aux conséquences de l'hérédité morbide. Rationnellement, donc, il doit y avoir grave imprudence à ne pas profiter pour tel de ces enfants des indications fournies par les stigmates qu'on a pu observer sur tel ou tel de ses frères, c'est-à-dire, par exemple, à ne pas faire bénéficier Pierre des renseignements ressortant des stigmates de Paul ou de Jacques. A cette induction du bon sens, que répond l'expérience clinique ? Le voici :

Un homme contracte la syphilis et se marie prématurément. Il a d'abord deux enfants, sur lesquels on observe d'évidents stigmates d'hérédo-syphilis; mais on ne prend pas garde à ces stigmates en l'absence d'accidents vrais de syphilis.

Survient trois ans plus tard une troisième grossesse, et celle-ci amène un enfant qui naît et reste en état d'*idiotie*.

Eh bien, je demande : 1° Ce troisième enfant fût-il né idiot si, tenant compte des stigmates observés sur les deux aînés, on eût institué pour lui ce qu'on appelle le traitement fœtal, ou si l'on eût traité préventivement le père?

2° Ce troisième enfant eût-il même été procréé si, tenant compte des stigmates observés sur les deux aînés, on eût averti le père des dangers d'une procréation dans les conditions où il se trouvait, conditions dénoncées par les stigmates des deux premiers enfants?

On n'a pas traité le fœtus; — on n'a pas traité le père; — on ne l'a même pas averti; — triple faute contre l'art. Voyez le résultat.

Troisième cas, plus navrant encore :

Un jeune homme de 28 ans prend la syphilis et, très imprudemment, contracte mariage deux ans plus tard. Tout naturellement, il ne manque pas de contaminer sa femme.

Survient une première grossesse qui se termine par avortement; — puis une seconde qui amène un enfant syphilitique, lequel succombe en quelques jours.

Une troisième et une quatrième donnent deux enfants sains en apparence.

Sur le troisième, nombreux stigmates d'hérédo-syphilis (stigmates dentaires, stigmates oculaires, strabisme, etc.). Mais on n'y prend pas garde, « *cela n'étant pas syphilitique.* » Et alors qu'arrive-t-il? Ceci :

C'est, d'abord, que le quatrième enfant, resté longtemps indemne, est pris d'accidents de syphilis cérébrale (strabisme, convulsions, phénomènes méningitiques, coma, etc.) et succombe très rapidement.

C'est, en second lieu, que son frère, trois ans plus tard, succombe à des accidents de même ordre exactement.

Eh bien, je dirai encore de même à propos de ce cas : quiconque a vu le traitement mercuriel exercer son influence si puissante, si merveilleusement active, sur l'hérédo-syphilis, se prêtera difficilement à croire qu'intervenant en temps opportun pour le troisième et le quatrième enfant de l'observation précédente, il n'ait pu réussir à conjurer la double catastrophe que je viens de dire. Les stigmates appelaient, commandaient au nom du bon sens une telle intervention. On ne leur a pas obéi, voyez le résultat, et que ce résultat, jeunes médecins qui me faites l'honneur de me lire, soit un enseignement pour votre pratique.

2° Seconde réponse : « Le traitement que je propose, dit-on, court risque d'être *inutile.* » — Cela est vrai. Mais du moins n'expose-t-il pas le malade à de grands dommages ; car, prudemment dirigé, quoi de plus inoffensif qu'un traitement mercuriel? Ce sera du mercure donné en pure perte, j'en conviens, mais voilà tout. Tandis que bien autrement grave est l'omission d'un traitement pouvant être utile. Entre ces deux alternatives : traitement inutile, mais non dangereux, et traitement utile, dont l'omission court risque d'être grave, grave au point de coûter la vie au malade, mon choix est fait à l'avance; c'est la première pour laquelle optera tout médecin, moi comme tout autre.

IV

QUATRIÈME FAUTE :

CURES INSUFFISANTES

Difficultés spéciales qu'on éprouve à obtenir pour les enfants des cures prolongées. — Préjugés du public. — Préventions à combattre.

Danger de ces cures insuffisantes. — Conséquences sur un avenir éloigné, et spécialement dangers de l'hérédité seconde. — Forme maligne de cette hérédité seconde. — Conclusion : A maladie chronique, traitement chronique nécessaire.

La quatrième faute qui me reste à signaler est, elle aussi, d'ordre médical.

Elle consiste en ceci : se satisfaire, pour le traitement curatif ou préventif de l'hérédo-syphilis, de **cures insuffisantes**; en autres termes, rester au-dessous du nécessaire, faire moins que ce qui est indispensable à la guérison ou à la sauvegarde de l'intéressé.

Cette faute, d'abord, est-elle fréquente ? — Oui. Plus même que fréquente, *habituelle*, dirai-je, et *presque générale*. Qu'on en juge

donc la portée et les conséquences possibles.

Sur ce point, praticien, j'invoque mes souvenirs de praticien, et je dis, j'affirme ceci, de par longue expérience : 1° qu'on chercherait presque vainement, dans les milieux hospitaliers, des exemples d'enfants qui, reconnus syphilitiques à leur naissance ou à un âge voisin de leur naissance, soient restés soumis pendant de longues années à une *série de cures* rappelant ce qu'on appelle le traitement chronique intermittent, suivant la méthode que j'en ai proposée et que je n'ai vue guère appliquée que chez l'adulte ;

2° J'affirme, d'autre part, que, dans la clientèle de ville, où cependant le médecin jouit d'une bien autre autorité que sur le public des hôpitaux, il lui est extrêmement difficile, voire impossible le plus souvent, d'obtenir pour les enfants hérédo-syphilitiques un traitement suffisamment prolongé. A force de paroles, de discours, d'instances, je dirai presque d'injonctions pour quelques cas, on obtient bien desdits parents que la cure soit continuée quelque peu au delà de la disparition des accidents, voire répétée quelques fois; mais allez donc parler de cures devant se renouveler à maintes reprises au cours d'une série d'années; allez donc parler « d'un traitement chronique intermittent », devant se prolonger jusqu'à l'adolescence et peut-être au delà! Je crains fort que de tels conseils ne soient pas écoutés favorablement ou même qu'on ne les attribue à un mobile tout autre qu'une pure sollicitude pour l'enfant, vous me comprenez.

D'autant que le public a ses opinions et ses préjugés en l'espèce. Positivement, il n'est pas fait et il lui faudra longtemps encore pour se faire à l'idée qu'un enfant doit être traité de la syphilis comme un adulte, et avec les mêmes soins et aussi longtemps. Il croit (les mères surtout croient) que l'enfant est protégé par sa *qualité même d'enfant* et qu'un mal *vénérien*, incompatible avec l'innocence du jeune âge, ne saurait persister sur lui. Quelque peu de mercure sera donc accepté, « puisque cela est nécessaire », mais pas trop n'en faudrait! Que de fois, pour ma part, n'ai-je pas entendu des propos comme ceux-ci : « Quoi, docteur, vous parlez encore de mercure pour Bébé! Mais c'est affreux ! Songez donc que *c'est un enfant; ce n'est pas comme s'il était grand*, ce n'est pas comme à l'âge où de telles maladies sont entretenues par la débauche. Puis, ne craignez-vous pas de le tuer avec un tel remède? Grâce à vous, le voici en bon état aujourd'hui, que demandez-vous de plus? *La jeunesse fera le reste.* » Et ainsi de suite. — Au reste, le plus souvent, les parents se font juges de la question. Dès que l'enfant leur paraît bien, ils ne font pas long bail avec vous; ils trouvent toujours une bonne raison pour ne plus songer à vous; ou bien ils ne vous font plus mander, ou bien ils ne se présentent plus à vos consultations, et le tour est joué. Que d'exemples du genre n'aurais-je pas à citer!

Ainsi : j'ouvre mon répertoire d'observations relatives aux enfants hérédo-syphilitiques, et j'en trouve quantité qui, brusquement interrompues en pleine évolution morbide, se terminent de la sorte : « Enfant non revu. » Et cela à l'hôpital, comme en ville ; et cela en ville tout aussi bien qu'à l'hôpital. Ce qui veut dire qu'on a jugé opportun de me consulter tant que l'enfant avait quelque mal *évident*, mais qu'on a jugé mes soins superflus (et cela à l'hôpital aussi bien qu'en ville, je le répète à dessein) dès qu'on ne lui a plus rien vu.

Dangereuse, d'ailleurs, et bien dangereuse imprévoyance !

Imprévoyance qui, je le reconnais, paraît quelquefois justifiée par les événements. Car il n'est pas rare chez les enfants — bien malheureusement pour eux, hélas ! — qu'un traitement spécifique même éphémère les mette en état de guérison apparente pour un temps qui peut se prolonger plus ou moins, cela grâce au mercure, grâce peut-être aussi quelquefois au jeune âge, dont je suis loin de contester l'heureuse influence. Cependant il est prudent (je ne saurais trop insister sur ce point) de ne pas trop compter sur cette dernière. Car il n'est pas rare non plus, nous le savons de reste, de voir des enfants, durement malmenés par la vérole, ne guérir d'un accident que pour tomber dans un autre, être poursuivis, persécutés, littéralement martyrisés par elle, et aboutir même parfois (et de son fait seul) à une terminaison fatale. Sans doute on a dit avec toute raison que « la vérole n'aime pas les vieux ». Rien de plus vrai. Mais que d'exemples inverses pourraient témoigner qu'elle ne paraît pas toujours aimer les jeunes, à la façon dont elle les traite! Qu'on m'accorde de ne pas citer ici d'exemples, car j'en aurais pour longtemps à relater les méfaits dont elle peut affliger l'enfance et l'adolescence.

Donc, **ne pas traiter la vérole chez les jeunes sujets autant de temps qu'il le faudrait pour la réduire à merci; ne pas la traiter aussi longtemps qu'on le fait pour l'adulte, c'est imprudent, c'est périlleux**. Je dirai même : cela est une faute, la quatrième (à ne parler que des plus graves) qu'on puisse commettre en l'espèce.

D'autant qu'il convient de redouter la vérole chez l'enfant, non pas seulement pour ses effets actuels ou prochains, mais aussi pour ses conséquences d'avenir, parfois même d'un avenir éloigné. Car, il est (qu'on ne l'oublie pas) une syphilis héréditaire *tardive*, voire très tardive, quelquefois, dont les manifestations ne sont pas à dédaigner, alors même qu'elles ne porteraient pas les étiquettes de syphilis cérébrale, de paralysie générale ou de tabès (1).

(1) Qu'on me permette de citer encore le cas suivant, bien digne de trouver place ici à divers titres. On y verra deux jeunes gens hérédo-syphilitiques succomber, dans les plus belles années de la vie, à des accidents d'hérédité spécifique que, cependant, des stigmates peu douteux permettaient de présager depuis de longues années. En quelques mots, voici cette regrettable histoire, instructive à plus d'un titre.

L'aînée (une fille) présente quelques *accidents dystrophiques* dans le jeune âge ; mais, comme de coutume, on n'y prend pas garde. Elle se développe du reste régulièrement, avec une santé moyenne, et reste indemne de tout accident suspect jusqu'à l'âge de vingt ans. — Elle est affectée alors d'une *kératite interstitielle double*, incontestablement spécifique (kératite d'Hutchinson). Traitée par le mercure, elle guérit. — Guérie, elle cesse tout traitement. — Deux ans après, elle est reprise d'une *kératite* en tous points semblable à la première. — Nouveau traitement mercuriel et guérison nouvelle. — *Elle cesse aussitôt tout traitement.* — Finalement, quatre ans après, elle succombe à des accidents leucémiques qui, vus et étudiés longuement par le professeur Hayem, furent considérés par lui comme d'origine hérédo-spécifique.

D'autre part, presque en même temps, le frère puîné de

D'autant encore que, parmi ces conséquences d'un avenir éloigné figure un ordre d'accidents compris sous la rubrique d'**hérédité seconde**, constituant l'*hérédité du syphilitique héréditaire*. Je n'ai pas parlé jusqu'ici de ces accidents, mais il est temps de les faire entrer en scène, ne serait-ce qu'en raison du pronostic

---

cette malade, qui jusqu'alors était resté exempt de tout phénomène dystrophique comme de tout accident suspect, fut pris presque subitement de phénomènes cérébraux. Vus et diagnostiqués par plusieurs médecins pour ce qu'ils étaient réellement, à savoir des manifestations de syphilis cérébrale, ces accidents prirent une marche aiguë, en résistant à un traitement spécifique des plus énergiques, et aboutirent en quelques jours à la mort.

Ce cas est encore un exemple à ajouter à ceux que j'ai cités dans le paragraphe précédent, et je répéterai à son sujet ce que je disais à propos de ces derniers. Vraiment on aurait peine à croire qu'en pareille occurrence un traitement spécifique intervenant longtemps à l'avance, poursuivi et soutenu pendant les longues années qui précédèrent le terme fatal, n'aurait pas eu quelques chances de conjurer l'une ou l'autre (pourquoi pas même l'une et l'autre?) des deux catastrophes que je viens de relater. Pourquoi donc, en de tels cas, *abdiquer d'avance tout espoir?* Pourquoi, en présence d'un danger au moins probable, se croiser simplement les bras? Pourquoi ne pas tenter au moins une résistance?

On voit combien je tiens à ce sujet par l'idée obsédante qui m'y ramène sans cesse. C'est qu'en effet il m'a toujours semblé souverainement *irrationnel* (soit ainsi dit par euphémisme) de ne pas chercher à prévenir de tels accidents par le traitement le plus *rationnel* qui soit à leur opposer.

qu'ils comportent et du traitement préventif qu'il y aurait indication à leur opposer. C'est là un sujet d'étude considérable qui ne saurait rentrer dans notre cadre; je n'en dirai que les quelques mots essentiels à notre sujet.

L'influence nocive qu'exerce ou peut exercer l'hérédo-syphilis sur l'embryon est de même nature, bien entendu, que celle de la syphilis sur l'hérédo-syphilitique de première génération; ou, pour mieux dire, c'est de part et d'autre la même influence infectieuse s'exerçant sur des générations successives.

Cette hérédité seconde prend les modalités, les expressions morbides de l'hérédité prime (avortement, accouchement prématuré, dystrophies fœtales, polymortalité infantile, etc.). — Seulement elle s'exerce d'une façon moins commune que cette dernière et ne s'élève que plus rarement au même taux de malignité, de perniciosité morbide.

Elle ne laisse pas cependant en bien des cas, comme nous allons le voir, de se signaler (ce qu'on ne sait pas assez, ce qu'on n'a pas encore suffisamment remarqué) par d'*insignes méfaits*, au point même d'avoir pu être dite « la digne continuatrice de sa mère ».

Ainsi :

1° Il est plus que fréquent, dans les ménages

où l'un des conjoints (le père ou la mère, n'importe) est entaché d'hérédo-syphilis, d'avoir à observer des grossesses multiples interrompues par l'**avortement** ou l'**accouchement prématuré**;

2° Il n'est pas rare non plus de voir des enfants issus de souche hérédo-syphilitique succomber dès les premiers temps de la vie par le fait d'une sorte d'**incapacité vitale**, d'**inaptitude native à la vie**, d'**inviabilité infectieuse**;

3° Il est absolument commun, presque courant, d'observer sur les héritiers d'hérédo-syphilitiques des **dystrophies** de divers genres, rappelant celles de l'hérédité prime;

4° Enfin — mais ceci seulement à titre de rareté, l'hérédité seconde peut revêtir un caractère de **malignité**, de **perniciosité** qui la rend tout à fait redoutable dans ses effets, c'est-à-dire dystrophiante ou meurtrière, souvent même à la fois dystrophiante et meurtrière, à la façon de l'hérédité prime. Ce qu'on observe alors, comme résultats de grossesses issues de sujets hérédo-syphilitiques, est le désolant et presque incroyable spectacle dont voici quelques spécimens :

I. — (Cas du Prof. Pinard). — Sur 5 grossesses : 4 fausses couches; — et un enfant syphilitique.

II. — (Cas du Prof. Pinard). — Sur 6 grossesses : 4 fausses couches ; — un mort-né ; — un enfant dystrophié.

III. — (Cas des Prof. Spillmann et Dr Étienne). — Sur 15 grossesses : 5 fausses couches; — 2 morts; — 6 enfants syphilitiques, dont un mort; — 3 enfants dystrophiés.

IV. — (Cas du Dr Gilles de la Tourette). — Sur 6 grossesses : 2 fausses couches; — 3 morts; — un enfant dystrophié.

V. — (Cas du Prof. Tarnowsky). — Sur 11 grossesses : 9 morts, dont 8 mort-nés.

VI. — (Cas du Dr Caubet). — Sur 4 grossesses : 2 fausses couches; — un mort-né; — un *monstre* (1).

---

(1) Puisque le hasard fait que je suis amené à citer ici un cas de **monstruosité** par hérédité syphilitique et notamment (ce qui rentre plus particulièrement dans notre sujet) par **hérédité seconde**, je citerai ce cas avec quelques détails, pour montrer au lecteur (qui pourrait ignorer la possibilité de telles choses) à quelles singularités, à quelles aberrations peut aboutir le développement troublé dans son évolution par une cause infectieuse. D'autant que le cas en question est absolument simple d'ailleurs et entouré de toutes garanties d'authenticité comme étiologie. (Antécédents connus de la grand'mère, de la mère et du mari, tous renseignements sur grossesses antérieures, trois morts d'enfants préludant à la naissance de l'enfant monstrueux, etc.). — Voici du reste en quelques mots la relation de ce cas éminemment curieux.

Mme X... contracte la syphilis. — Six grossesses : un

VII. — (Cas du Prof. De Amicis). — Sur 11 grossesses : 1 fausse couche ; — 8 morts en bas âge ; — 2 sujets indemnes.

VIII. — (Cas des Drs Bovaro et Rossi). — Sur 9 grossesses : 9 fausses-couches.

IX. — Enfin, mon regretté collègue Budin et moi tenons (quant à présent du moins) le record de ce

---

enfant mort-né ; — trois enfants morts en bas-âge ; — deux survivants.

Mme Y..., sa fille, porte des stigmates d'hérédo-syphilis.

Dans l'enfance, elle présente des lésions de syphilis tertiaire. — A quinze ans, gomme syphilitique au niveau d'une malléole. — A vingt-six ans, gomme ulcéreuse de la fosse nasale gauche.

Mariée, vers dix-huit ans, à un *mari sain*, Mme Y... a eu quatre grossesses, terminées comme il suit :

Première grossesse : *enfant mort-né.*

Deuxième grossesse : accouchement à 8 mois ; *enfant macéré.*

Troisième grossesse : *fausse couche* de deux à trois mois.

Quatrième grossesse : accouchement à terme d'un **enfant monstrueux**, qui meurt au bout de trois jours.

Cet enfant présentait les malformations suivantes :

Bec-de-lièvre double, compliqué.

Absence de luette.

Oreilles difformes ; pavillon droit exagéré ; pavillon gauche atrophié.

Imperforation de l'urètre

Pied-bot varus équin du côté droit.

Orteils en griffe au pied gauche.

Jambes incurvées en dedans ; genoux gros ; articulation fémoro-tibiale gauche très volumineuse.

Vices de conformation des doigts.

Nœvus au niveau de l'omoplate etc..

lugubre défilé avec un cas de **seize avortements** sur **seize** grossesses.

Voici le sommaire très abrégé de ce cas :

Une femme jeune encore, éprouvée déjà par 15 fausses couches médicalement constatées et enceinte derechef, vint un jour me demander ce qu'il y avait à faire pour mener à bon terme cette *seizième grossesse*. Je recherchai très minutieusement quelles pouvaient être les raisons de cette extraordinaire série d'avortements, et ne trouvai en définitive comme telle (le mari se disant et paraissant sain) qu'une tare hérédo-syphilitique de cette femme, tare s'accusant d'ailleurs par de sérieux indices.

Cette femme m'ayant dit au cours de son récit qu'elle avait déjà été examinée par le Dr Budin, je profitai de cette circonstance pour l'adresser de nouveau à mon cher collègue, en le priant de me dire si, plus expert que moi, il trouvait d'autres causes que l'hérédo-syphilis à cette kyrielle d'avortements.

M. Budin examina très soigneusement cette femme et me répondit que « l'hérédo-syphilis lui paraissait être la *seule cause possible à invoquer en l'espèce,* cause s'attestant d'ailleurs encore par des symptômes et des stigmates non douteux ».

D'un commun accord, donc, nous prescrivîmes un traitement spécifique en vue de conjurer un nouveau malheur; mais ce traitement ne fut pas suivi, paraît-il, et l'on m'a assuré qu'un seizième avortement n'avait pas tardé à se produire.

Ce cas, comme les précédents du reste, est

de ceux auxquels il serait superflu d'ajouter le moindre commentaire.

On conçoit s'il y a intérêt à connaître la possibilité de tels cas en vue de la recherche d'un traitement préventif à instituer contre l'hérédité seconde.

*
* *

J'achève.

S'il est une vérité clinique démontrée et actuellement irréfutable, c'est que la syphilis constitue le prototype d'une maladie infectieuse chronique, d'une diathèse éminemment vivace et persistante dans l'organisme. Or, que nous apprend la pathologie générale relativement aux maladies de ce genre, si ce n'est que, pour disparaître de l'organisme, pour guérir (quand elles sont susceptibles de guérir) ou tout au moins pour rester inoffensives, elles exigent des médications démesurément longues? **A maladie chronique il faut traitement chronique**, telle est la loi.

Par une dérogation bizarre, l'hérédo-syphilis ferait-elle exception à cette loi? Aucune considération, théorique ou empirique, n'autorise une induction de ce genre. Et d'ailleurs la clinique serait là pour nous rappeler que l'existence même de l'hérédo-syphilis est bien faite pour attester la longévité, la longue survie, la quasi-pérennité de l'élément infectieux dans l'organisme.

D'autre part, est-il besoin de dire que, de tous les remèdes préconisés contre la syphilis, c'est le mercure qui très certainement constitue notre plus sûr recours contre elle au double point de vue curatif et préventif? Il suit donc de là que c'est au **mercure, mis en œuvre d'une façon chronique**, que nous devrons confier la sauvegarde de nos malades hérédo-syphilitiques.

Or, je ne crains pas d'insister pour répéter ici ce que j'ai dit ailleurs déjà tant de fois : bien positivement il en est du mercure comme du vaccin. Comme le vaccin, le mercure est un préventif, qui donc oserait aller à l'encontre? Mais, comme le vaccin aussi, il n'est qu'un préventif *provisoire*, à portée préservatrice *temporaire*. Il faut revacciner pour acquérir une immunité prolongée contre la variole; de même, il faut *remercurialiser* pour mettre le malade hérédo-syphilitique ou syphilitique, peu importe, à l'abri d'assauts ultérieurs de la diathèse infectieuse. En autres termes je suis persuadé de ceci : en prenant du mercure, le syphilitique contracte avec la syphilis un bail d'immunité pour un temps, c'est parfait. Mais il en est de ce bail comme de tous les baux; vient un moment ou il ne vaut plus rien, où il est périmé, épuisé; et alors, sous peine d'en perdre les avantages, force est de le renouveler.

Voilà pourquoi c'est une faute de ne pas traiter l'hérédo-syphilis aussi sévèrement et aussi longtemps que la syphilis acquise. Et c'est à cette faute, très généralement, voire presque constamment commise en pratique, qu'il convient d'attribuer, je crois, la mortalité si lourde de l'hérédo-syphilis, mortalité fameuse, on le sait, par ses dossiers obituaires; mortalité qui sévit, non pas seulement sur l'enfance, mais au delà, bien au delà, à savoir sur l'adolescence, sur la jeunesse et même, ce que l'on oublie trop, sur l'âge adulte.

Concluons. Une expérience déjà longue de la question m'a conduit en définitive à cette conviction formelle :

Que, **si l'hérédo-syphilis peut être efficacement combattue, elle a besoin pour cela d'être traitée à la façon de la syphilis acquise, c'est-à-dire d'être traitée par une série de cures, qui, intervenant à étapes diverses de son évolution, réalisent pour elle comme une série de vac-**

cinations et de revaccinations mercurielles.

A cette condition seule, elle peut guérir ou tout au moins rester inoffensive.

TABLE DES MATIÈRES

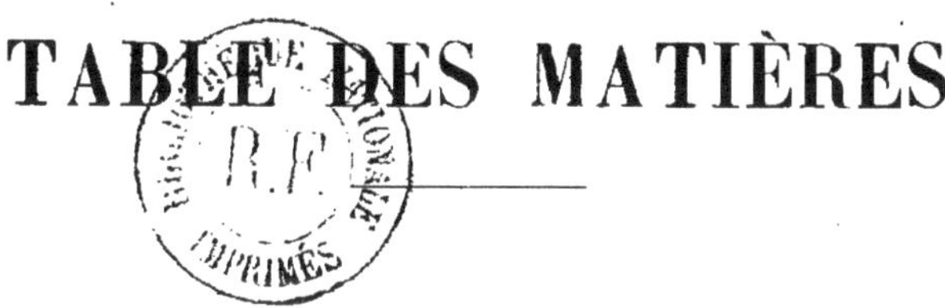

A PROPOS

de la Prophylaxie et du Traitement

DE

L'HÉRÉDO-SYPHILIS

Quatre fautes à ne pas commettre

I. — Première faute :

II. — Seconde faute :

Imprimerie Fernand Schmidt. — Montrouge (Seine).

www.ingramcontent.com/pod-product-compliance
Ingram Content Group UK Ltd.
Pitfield, Milton Keynes, MK11 3LW, UK
UKHW012229240726
13966UKWH00003B/1028